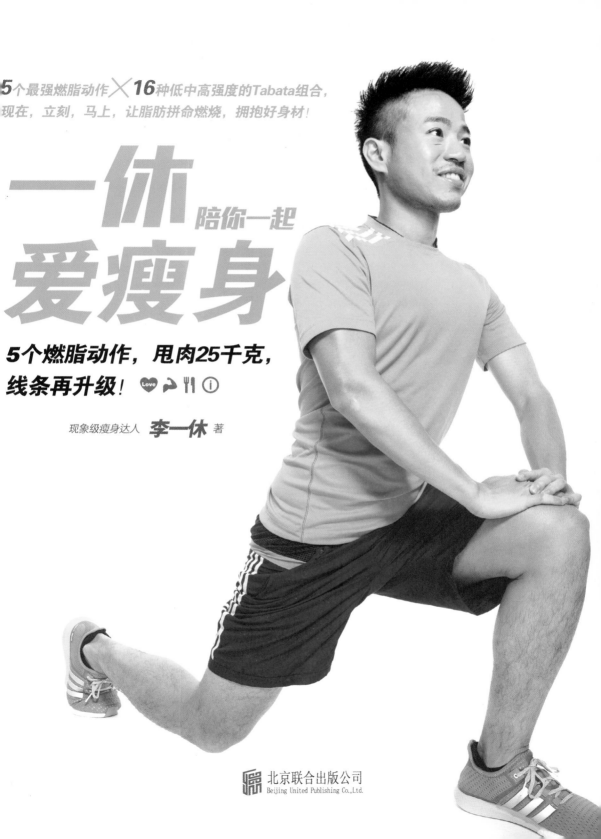

5个最强燃脂动作×**16**种低中高强度的Tabata组合，
现在，立刻，马上，让脂肪拼命燃烧，拥抱好身材！

一休 陪你一起
爱瘦身

**5个燃脂动作，甩肉25千克，
线条再升级！**

现象级瘦身达人 **李一休** 著

北京联合出版公司
Beijing United Publishing Co.,Ltd.

图书在版编目（CIP）数据

一休陪你一起爱瘦身 / 李一休著 . － －北京：
北京联合出版公司，2016.5
ISBN 978 － 7 － 5502 － 7745 － 8

Ⅰ . ①一… Ⅱ . ①李… Ⅲ . ①减肥 － 基本知识 Ⅳ.
①R161

中国版本图书馆 CIP 数据核字（2016）第 108071 号

北京市版权局著作权合同登记:图字 01 － 2016 － 2589
版权所有 ⓒ 李一休
本书版权经由如何出版社授权北京斯坦威图书有限责任
公司出版简体中文版
委任安博文化事业有限公司代理授权
非经书面同意,不得以任何形式任意重制、转载

一休陪你一起爱瘦身

项目策划	斯坦威图书
作　者	李一休
责任编辑	昝亚会　夏应鹏
策划编辑	安妮雨　简秋生
封面设计	杜　帅

斯坦威
Standway

北京联合出版公司出版

（北京市西城区德外大街 83 号楼 9 层　100088）
北京画中画印刷有限公司印刷　新华书店经销
70 千字　710 毫米 × 1000 毫米　1/16　11 印张
2016 年 6 月第 1 版　2016 年 6 月第 1 次印刷
ISBN 978 － 7 － 5502 － 7745 － 8

定价：49.80 元

送给正在健身路上奋斗的你们！

目 录

我们都是跟一休瘦下来的　　137

恭喜一休出书了！

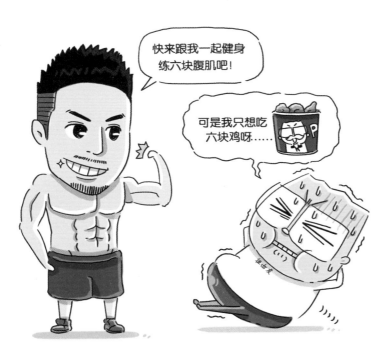

别找我运动呀！

瘦身，其实也是学会爱自己的过程

对我来说，一休是哥哥，是朋友，是老师，也是好伙伴。

记得当初我胖到厌世，第一个想到的人就是一休。我打了通电话给他，向他求救，他在几天之内火速开了一个只有我俩的脸书私人社团。他每天督促我的饮食跟运动，最重要的，还有精神上的鼓励跟陪伴。

瘦身到了后期，某天我心血来潮地跟一休说，网络上有那么多荒谬的瘦身教学，不如我们自己也来成立一个"可以传递健康运动"的平台吧！

就这样，我们两人都成立了个人粉丝团。

一休开了粉丝团以后，简直像开外挂般地努力，他为了能让更多人吸取到正确的观念跟知识，读了许多专业书（他以前是坏学生耶，怎么会爱读书），还去上更多专业课。

我在旁边翘着脚看着他，但并没有想要跟进的意思（笑）。反而我自己的粉丝团还越写越歪，开始在里面唱歌，以及写一堆脏话连篇的东西。

哎，本来就是啊！讲好只是轻松的粉丝团耶，搞到都出专业书了。

不知不觉中，一休成为我身边许多运动跟瘦身人必看的频道。我仍不时回想起当年在私人社团里讨论瘦身的点点滴滴。回想瘦身的一路上，我最大的收获，就是学习接受自己的不完美，也学着爱自己的各种缺点，就像我不刻意处理肥胖纹一样，没有那个胖过的自己，我们都不可能拥有今天，以及那个体会了那么多喜怒哀乐的人生！

今天一休就要出书了，替所有正拿着这本书的人开心，因为，我就是最好的见证！

各位，请放下过去那些错误的瘦身观念吧。这一次，就用最健康也最不容易复胖的方式，给自己一个翻转人生的机会，就让一休陪你一起爱瘦身！

美乐蒂

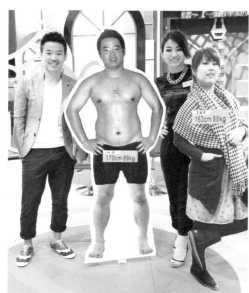

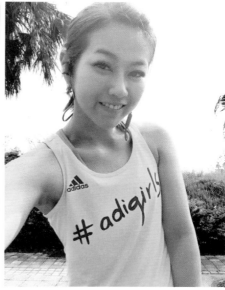

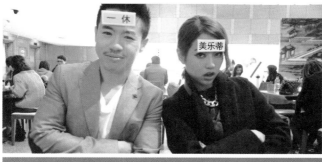

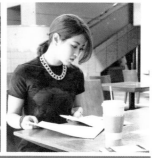

瘦身女超人·Melody我是美乐蒂

88kg→74kg→60kg→完美的过程，我会在FB粉丝团"美乐蒂的运动日记"跟你分享我的运动菜单，以及对你不负责任的精神喊话！

平日饮食都记录在instagram：RunnerMelody

你不认识的一休小老头

**你们认识的一休，
和我认识的不一样。**

记得当年我认识一休时，他就是一个正经、老成、稳重的家伙，我笑称他是李老师一点儿都不为过，就算我年龄比他大，他还是比我老成！

同时，他也是好奇宝宝，对感兴趣的新事物会一头栽进去没完没了。当我们都还在逛街、血拼、夜生活时，我永远记得他掀开摩托车座垫，里头放的是很成熟的书籍，例如《商业周刊》《与神对话》。由于这种"约会咖"实在太经典了，我的记忆深刻，心里还想过："搞不好就这种踏实男人，才是当老公的料。"想不到这个OS居然实现！

对不可能实现的赌注和梦想！

原本只是朋友间的开玩笑，我从来不觉得一休瘦身20千克会成功。没想到，他居然愿意为了和我约会而"一头栽进没完没了的用功"。他每晚跑步10千米，天天在MSN标题更新纪录，从第1天到第201、202天，他一直这样督促自己。

从朋友发展成情侣，恋爱三年后，我们结婚，这一切对我来说好神奇；但对一休来说，都是努力的结果。谢谢他，让我认识一个充满正面能量的人，连我生个女儿的梦想也实现了。

之后，他再度把"一头栽进没完没了地用功"放到饮食与运动上。一休其实是个挑嘴的美食兼外食主义者，现在为了健康饮食加之他自己爱吃，让我又赚到一个会煮饭的老公。

一休就是对自己严格到这么夸张！

不过，现在的一休有点像精神领袖似的，总要提醒大家动一动，推崇健康饮食，甚至心灵层面的正面能量。偶尔太过严以律己，常常太过头时我也会吐槽他，提醒他"请正常一点""又不是神"。一起去夜市时，他甚至不敢乱吃，因为他都教大家不能乱吃，若自己没有以身作则被看到，怎么办？

我都直白说："不就是因为你瘦下来，才有本钱偶尔吃吃吗？！"像我是"零食控"，到超市都会多拿几包零食放推车里，他会说，粉丝会以为他在吃零食。我都回："所以你是

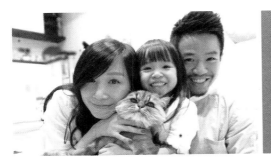

无法被控制的李太太

是太太仍要充当小姐的全职妈。小洁与李小妹的生活纪录。不想枯燥乏味，只有欢笑趣事po不完！欢迎加入粉丝团！

李小妹&妈妈太太小姐
https://www.facebook.com/mmlee100

打算一生都不吃零食了吗？这么夸张！"是的，一休就是这么夸张，他是按部就班的乖小孩。不像我叛逆，内心很多小剧场。

有了粉丝页，没有家庭时间啦！

刚开始我会抱怨他运动与写文章，我这个全职妈妈更不用休息，因为他加班，所以我也得加班带小孩。后来他干脆运动时都带着女儿一起。久而久之，女儿喜欢跟着他一起运动玩乐，看他们互动得很开心，我也顿时松口气，很多影片甚至因为女儿的乱入，变得更有趣。

不知不觉中，一休的运动和健康饮食融入我们的生活中。逛街少不了运动用品，女儿玩乐项目中还有Tabata，甚至到出书，真的如影随形！我总是对他说，现在你的身材与小成就，是用老婆的血汗时间换来的。在家控制女儿不能去打扰爸爸，让爸爸写书、看更多专业书籍充实自己。（这本书算是我们一家人的心血，硬是要邀功……嘿嘿。）

从普通人开始在网络上分享减重运动，到走在路上随时被认出来，我们对一休的人气很讶异。他虽然工作劳累，但仍然每天坚持运动、埋头于计算机分享心得。

刚成为公众人物的一休难免会碰到反对者，心里多少会有些挫折感，但一休始终表现得很内敛，甚至过于理智，很少发脾气。

我曾告诉他："一定会有不喜欢你的人，但是别让喜欢你、支持你的人失望，就够了。"看到公开活动上，大家对一休的热情，见证很多人变瘦，有正确饮食观念，难怪一休会有动力。连我都感受到那种成就感与使命感，只要他做得开心，我们都支持他。

这是一篇家庭爆料文。真心要说的是，谢谢大家对一休全家的爱，接下来继续跟我们一起运动、一起健康吃，让"一休陪你一起爱瘦身"吧！

李太太

使用说明

本书"超强效的五个基本动作"和"Tabata运动套餐"的影片，都可以经由扫描二维码方法观看：

每个动作上都有标示QR CODE，随时看着手机跟着做也OK！

你想边看边做运动，可以经由智能型手机，下载免费可扫描QR Code的软件APP，如"Quick Mark"或"Barcode Scanner"，就可以扫描"QR码"。

警告：

1. 怀孕、身体不舒服或患有心脏病、高血压者，请评估自身状况，并获得医生许可再做相关运动。

2. 膝盖、骨盆……各关节曾有受伤者，请做好防护再做相关运动。

3. Tabata是一种高强度间歇训练，若没有经验者，切勿直接从高阶版做起。

4. 想跟着做书中任何运动时，请务必穿运动鞋、准备瑜伽垫或缓冲物后再做。

Step1. 找到QR码

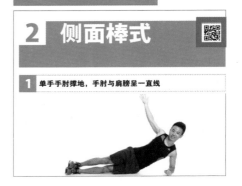

2 侧面棒式

1 单手手肘撑地，手肘与肩膀呈一直线

Step2. 用APP扫描

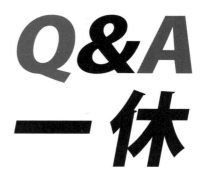

Q&A 一休

Q1 请问你的"甩肉25千克"减了多久？

A 其实我花了近一年的时间才减25千克，也就是平均一个月才减2千克而已，听起来不多对不对，但如果你能每个月都瘦掉2千克，这才厉害！其实减重不求快，重点是每个月，甚至每周都有一点儿进度！

减重前，先看这里！找出自己心中的问题，开发能让你持之以恒的做法。

Q2 减重时，碰到真的很想吃的东西，怎么办？

A 一休以前非常爱吃油炸物，尤其闻到油炸物香味时完全失魂，回神时已拿在手上。这时候，我通常用两种方式来处理：第一种方式，把它吃下去，但别吃太多。再给自己设一个期限，如果以前一个月吃四到五次，现在我只吃两次。

第二种就是不吃。我能坚持是因为我会记得我有瘦身的目标，这也违背自己定下的饮食原则。当你知道吃的东西无法帮助自己达标时，就很难吃下去。吃一点儿不是罪恶，只要不变成习惯，偶尔为之的放松是可以被允许的。

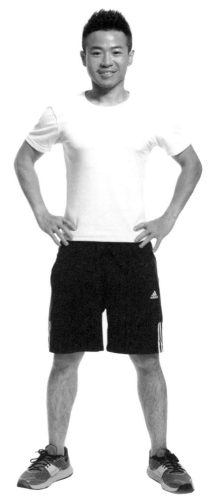

Q3 为什么我的减重速度 不如预期？

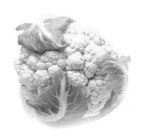

A 会这样问的人，通常都有两个相同状况：**一是没有做饮食控制。二是求快**。我强调，饮食控制占瘦身的70％，运动只占30％，瘦得快的人，减重方法一定非常激烈，虽然减了脂肪，但同时也减掉了宝贵的肌肉，没有肌肉帮助代谢，很容易会再胖回去。

1 你是不是有良好的饮食控制？

每餐都要注意。不过，饮食难免失控，记得隔一天还是要调整回来。

2 你至少要以三个月的减重周期来检视。

冰冻三尺，非一日之寒。减重本来就会有停滞或快速减重期，一个月能够平均减重2～2.5千克，都是很不错的健康瘦身。

3 你是不是做了太多的有氧运动，而忽略了无氧运动？

大部分人最常做的运动都是跑步。跑步是能够舒缓压力又燃烧热量的运动，但是因为有氧运动对增长肌肉没有帮助，跑越久燃烧热量的效率会越差，一定要在运动中交叉有氧跟无氧的训练，减重的效率会更好。

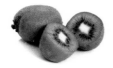

4 减重的你，快乐吗？

减重也需要适度的休息，不要把自己绷得太紧，适量吃点想吃的东西，太大的压力也会导致体重停滞不动，快乐是瘦身中很重要的元素。

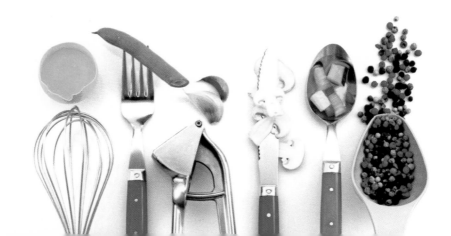

Q4 我怕我的脂肪会变成肌肉，想等瘦下来再练线条。

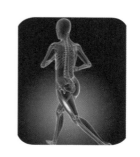

A 一休要来帮大家破解迷思。**肌肉是肌肉，脂肪是脂肪，这是两个完全不同的东西。**脂肪只会燃烧，不会变成肌肉，肌肉也只会退化，不会变成脂肪。

一般我们所做的肌力训练，不论是重量训练，或是利用自己体重的徒手训练，想要增肌的原理都一样，就是训练时要让你的肌肉超载负荷。因为超出负荷时，肌肉组织会有轻微的撕裂与受损，之后在好好休息、补充营养的过程中，身体会自动修补受伤的肌肉，肌纤维会变粗、变厚、变大，肌肉也会增加。

此外，肌肉燃烧热量的效率是脂肪的10倍，每1千克的肌肉一天能够消耗100卡的热量，而每1千克的脂肪一天只能燃烧4～10卡。

这就是为什么一样体重的人，肌肉比例较少者，比较容易变胖的原因。

Q5 所以，若想要增加肌肉要怎样做？

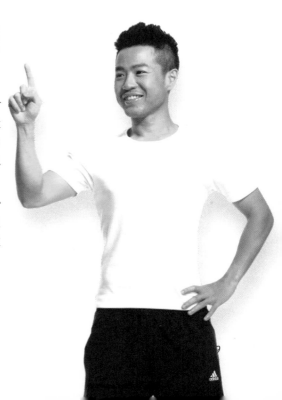

A 其他人会建议，瘦身初期先做有氧运动。但**我认为有氧无法增加肌肉**，如果你做太久的有氧运动，过程中又没有好好地补充热量，身体就会去找肌肉提供热量。

也就是说，你**容易在减脂肪的同时，一起把肌肉给葬送了**。而成年后的肌肉是非常宝贵的，肌肉要通过不断地训练与高强度地刺激才会生长。

Q6 每天的有氧运动和无氧运动该怎么分配？

A 瘦身的初期如果想要效率好，我会建议有氧运动跟无氧运动交替着做，一天有氧，一天无氧。可以增肌，运动效果也非常棒！

等到了减重后期，不想流失肌肉，只想减脂，建议专注于无氧的肌力训练就好，像我现在就是都专注于无氧的肌力训练。一个星期大约只会做一次有氧运动。

Q7 我可能遇到减重的低潮期了，怎么办？

A 最重要的就是找到减重的理由。如果理由不见了，你现在不想减，其实也不会有人怪你啊！身体健不健康，体态是不是良好，其实都只是对自己负责而已。

减不减重，要做到哪一种程度，其实我觉得对每个人来说是不一样的，不需要任何模仿。你的体态你喜欢，最重要！

记得我说过高铁跟普通车的理论吗？普通车虽然走得慢，但沿途感受众多。你甚至可以下车走走看看，发现不同风景。

人生重要的是厚度，不是速度。如果你觉得有点累，就休息一下。只要不放弃，休息一下后整装再出发，又是一条好汉。

辛苦耕耘过，才更能体会果实的甘甜。只有不放弃、坚持到底的人才有资格享用，加油！

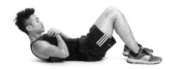

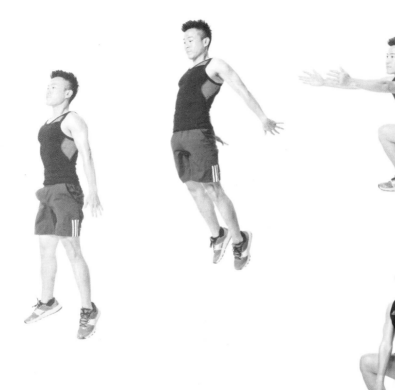

Q8 所以，到底什么是 Tabata 啊？

A Tabata 是一种与过往截然不同的新概念，过往我们认为运动30分钟以上才会开始有瘦身效果，但现在你只需要4分钟就有可能燃脂。主要是利用增加心跳率和锻炼肌力，因为强度较高，做完之后需要分解脂肪释放出能量做修补，所以会有后燃效应。也就是说，你没在运动时，身体仍然在燃烧热量，是不是很棒？

Q9 Tabata 多久做一次？

A 建议不用天天做，一个星期3～4次即可。做 Tabata 那天就不用做有氧运动，每次只要依自己的能力挑选适合的版本就好。初入门的就做温和的，有点基础的可以做中阶，觉得前两个都太简单就做进阶版。（Tabata套餐请看第四章）

Q10 4～10分钟的 Tabata 和 30 分钟的拳击有氧，该做哪一种？

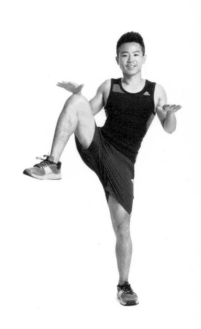

A 主要看运动强度。一般有氧运动的强度都在中或中低，比较难达到最大心率跟最大摄氧量，相比之下，4分钟强度够强的Tabata，会比40分钟的有氧来得好。当然，喜欢还是可以做，一个星期做2～3次即可。

Q11 我很好奇，跑步跟 Tabata 这些不同类型的运动，之前与之后该如何补充营养比较好？

A 通常建议运动前摄取一点碳水化合物，运动后摄取一点碳水化合物跟蛋白质。举例来说，就是运动前吃香蕉，运动后喝巧克力牛奶或无糖豆浆、水煮蛋这类食物哦！

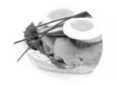 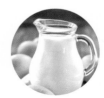

前言　亲爱的肥肉，我们早该分手了

　　我从小就喜欢运动，小学时是篮球队队员，初中时加入了柔道队；青春期嘛，哪个男生食量不大？哪个男生不爱油炸、高热量，好吃却超不健康的垃圾食物？但青春期的我和"胖"从不曾连在一起。

　　直到高中时脚受了伤，将近一两年无法运动，运动量变少了，但食量没变。有大碗绝不吃小碗，薯条、可乐不离手，吃到饱是最爱，吃到走不动才划算，吃消夜来者不拒！总之，大吃大喝是我的人生乐趣！

　　结果，我的体重开始快速升高，身高却原地不动。

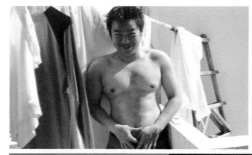
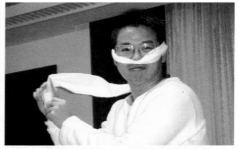
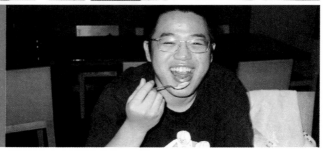

就这样在瘦身、复胖的煎熬中摇摆，体重越减越重

才20岁，却像50岁的胖大叔！

不知不觉中养成的坏习惯，让我的体重攀上人生巅峰！这时候我想要说服自己可爱已经有点难，因为现实是残酷的。同学不留情面地说我"痴肥""恶心"。胖子，成了我的代名词。

现在回想起来，那段日子感觉真的很黑暗。因为胖到没自信，不想出门；因为胖到很难买到合适的衣服，连衣服都乱穿，头发也不整理。反正来者不拒，大吃大喝才有乐趣。

那时身边的好兄弟看不过去，常常用言语刺激我要控制。虽然表面上我装作不在乎（其实是胖到不知所措），但幸好肥肉底层还存在着爱美的天性。我努力尝试各种我知道的极端瘦身法，可是每一次都在复胖的轮回中循环着，生理与心理承受着莫大的痛苦与折磨。

悲摧！猪的深夜食堂

我试过激烈的断食、冒生命危险吞瘦身药、看瘦身门诊、去中医埋针抑制食欲、吃苹果或番石榴当一日三餐、少吃多运动、不吃淀粉和油炸类食物，当然吃东西要去油等基础招数更不用说了。

虽然这些方式短时间好像有效，也确实瘦了几千克，但并不容易长期执行，所以两星期之后一恢复正常饮食，体重很快就回来了。这点让我很受挫折，更加暴饮暴食。

我曾经连续两星期每天只吃一餐，白天跟大家宣告我在瘦身，不要找我吃东西……却在夜深人静时，偷偷跑去市场吃卤肉饭，还直冲极限的搭配盐酥鸡和珍珠奶茶，仿佛为了弥补白天的肚饿，非得吃到快吐才甘愿。但是，马上就后悔，很想把刚才吃的全部吐出来……就这样在瘦身、复胖的煎熬中摇摆，体重越减越重。

瘦身的目的，越肤浅越好！

而我的目的，就是那位走进我生命的天使。洁西卡是我在朋友的聚会场合认识的女孩，我对她一见钟情。但我当时太胖了，欠缺自信，不敢去追求她，这让我深深燃起认真为她瘦身的动力，更激发出"不成功便成仁"的决心。"我一定要瘦下来，不论花多长时间，我一定要成功"，我对自己呐喊。

也不知哪儿来的勇气，我故意半开玩笑地跟她说，如果我能够瘦20千克，希望她请我吃一顿饭当鼓励。或许她觉得不可能，就随口答应了，殊不知，"她"已成了我的瘦身动力，就此走进我的生命！

因为她，我开始疯狂地看书、上网、搜集瘦身知识，参考别人瘦身成功的经验，了解到，原来除了运动，饮食控制也很重要，正确的饮食才能达到最好的效果。也才知道断食或节食，长期下来只会减掉最重要的肌肉，难怪我以前不但没瘦还越减越肥。此外，我还认识了基础代谢率，花了将近一年的时间，从人生最胖的86千克，瘦了近25千克，从肥胖中年人变成青春少年郎。

想瘦下来，你的"习惯"得更强大！

我挺庆幸拍了很多减重前的照片，因为这些"铁证"不时提醒我别再胖回去，是激励自己的最佳动力！

其实减重的过程很辛苦，那种辛苦不是因为要控制饮食或运动的肢体疲劳，更多的是在心理层面上，要够坚毅、够强大才能坚持下去。

> **你是想不正确地减一辈子，还是好好减一阵子？**

"习惯"是瘦身成功很重要的关卡。当你习惯不吃消夜后，久而久之，"不吃消夜"就变成一种习惯。把运动练成一种习

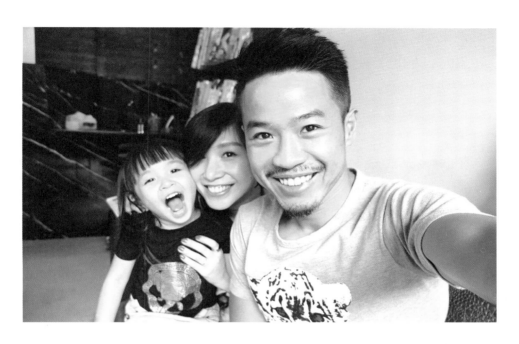

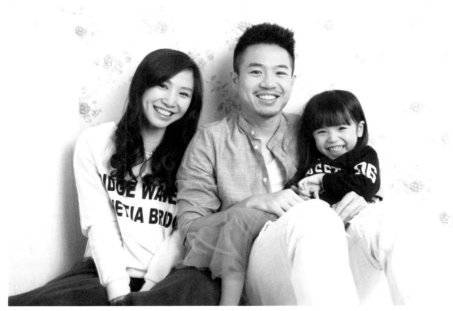

惯，当别人在沙发上看电视时，你在运动；别人在旁边唉叹下班好累时，你已穿上跑鞋走出去。维持习惯最困难的时候，不是你开始运动的第一天，而是你下定决心换上运动服走出去的每一刻！

瘦下来后的礼物！

有猛男的身材后，连笑容都变得有自信，整个人也开朗起来。记得当时我很过瘾地把以前的衣服全丢了，只留一两件做纪念，提醒自己不能再胖回去，然后一口气买了很多S号的衣服和裤子，因为我终于变得很有型！

洁西卡实践了她的诺言，和瘦下来的我约会，我也顺利地向我生命中最爱的女人求婚成功，成为一个幸福的人。如果当时没有她，我现在大概还是一个胖子，我的改变不只是身材，心理的改变也很巨大。我甚至开始相信，自己是一个说到就能做到、对目标持之以恒的人。

说话时，我能自信地直视别人，还能对别人侃侃而谈减重的经验。这些是减重成功后，比六块腹肌还要棒的礼物。

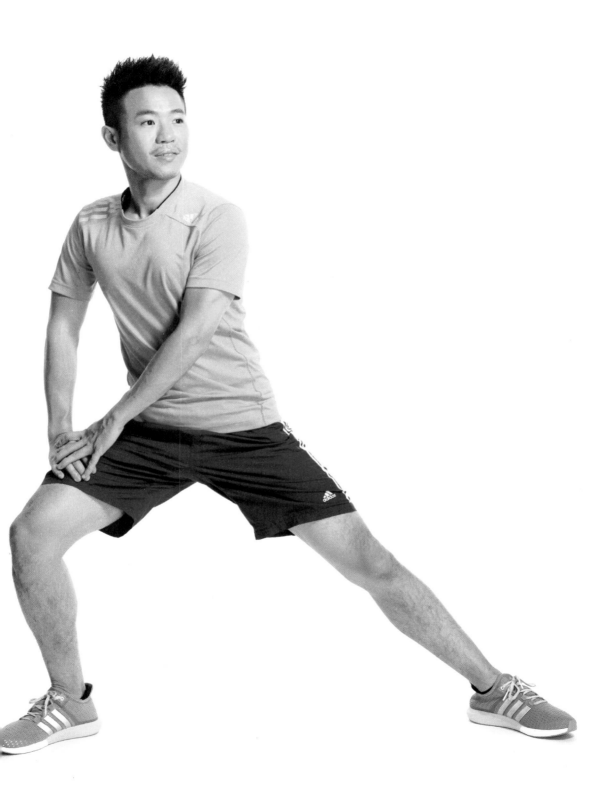

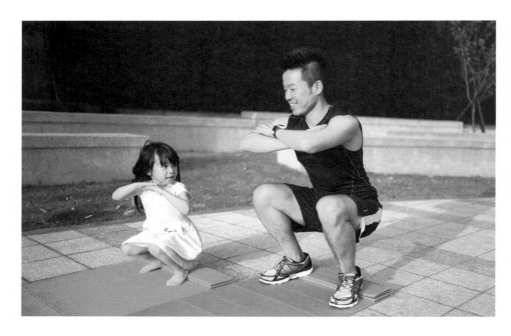

复胖，随时虎视眈眈

我和洁西卡相识至今已经八年，也有了宝贝女儿加入二人世界。从老婆怀孕到坐月子，我一路陪吃陪补，整个失控，加上李小妹刚出生时，生性易哭，搞得我日夜起居不正常，哈哈，结果一路又胖了十几千克。

你看看，复胖真的随时乘虚而入，我又得想一个简单又肤浅的瘦身理由了。对了，为了不想让女儿眼中的爸爸又肥又老，赶紧开启第二次瘦身计划，而我再次挑战成功，恢复完美爸爸的形象！所以，我经常强调瘦身需要简单的动机，这个动机会督促你一直走下去！

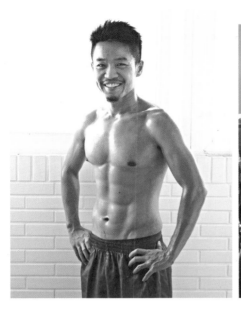
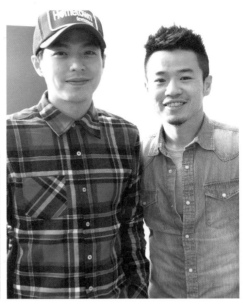

有时候，要学着把耳朵关上

可能有人不知道，演员李威是我的亲哥哥，以前我和哥哥出去，总会有人恶毒地说："兄弟档？不会吧，应该不是同一个妈妈生的吧!？"

"干嘛瘦身？"

"你这样胖胖的比较可爱啊！"

如果你正在减重，对于朋友的闲言闲语请不要在意，如果你身边有很多损友也没关系。只要坚持下去，最后露出笑容的一定是你！

因为，虽然你们说我胖胖的很可爱，但我比较喜欢瘦下来，因为……比较帅！

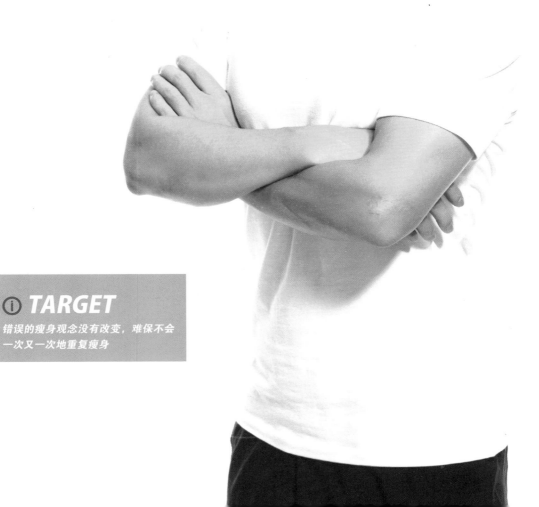

Chapter 1 观念篇

减了200次还是没有瘦？
你的瘦身该砍掉重练！

ⓘ TARGET
错误的瘦身观念没有改变，难保不会
一次又一次地重复瘦身

Section 1 自己的身材 自己救

肥胖的原因有很多，但绝对和糟糕的饮食习惯与不良的生活习惯脱不了干系，其中绝大部分人的身材会失控，都是吸收太多热量造成的。

是任性还是认命？

从现在开始，身体变差、外形走样而想要瘦身的人，天天喊着要瘦身却不知从何下手的人，常常瘦身却又不断复胖的人，恶性瘦身失败变成泡芙的人，不论你是哪一种，一休请你反问自己两个问题：为什么要瘦身？为什么瘦身会失败？

我觉得一般人想瘦下来并不难，难在不胖回去。如果习惯没有改，错误的瘦身观念没有大改变，难保不会一次又一次地重复瘦身—复胖—瘦身—复胖的恶性循环。瘦身减了半天，终究回到原点，一事无成。

复胖的原因是什么？

不健康的饮食习惯 + 错误的减重方式 + 运动量减少 = 复胖

想要复胖远离你，先将胖子思维从脑海里斩草除根，谢谢不联络，最好永远不见。减重不只是少吃多动而已，更重要的是"控制饮食"跟"养成良好的生活习惯"。

罗马不是一天建成的，胖子运动一天不会瘦，一天少吃也不叫瘦身；同样地，大吃大喝一天，瘦子也不会立刻变胖。一休的减重法，不仅能让你健康瘦下来，还能打造健康的体质，当你瘦下来之后，"维持良好的习惯"就是不复胖的关键。

瘦身的小秘诀之一，就是不要觉得自己在瘦身

把摄取优质食物、定时定量运动、尽量不喝含糖饮料、不吃甜食，变成你的生活习惯。也不要斤斤计较体重，多关注体态的变化，把维持良好的体态当成一种热情和兴趣，对的事情持续做，你就能瘦得健康又美丽！

当朋友揪你去喝珍珠奶茶的时候，当你与同事疯狂吃鸡排的时候，想想一休的叮咛，回想自己为什么要瘦身？将过去让你变成胖子的脑袋换掉，转变成瘦子的脑袋，把维持运动跟吃健康食物当成一种热情跟生活习惯，就没有瘦不下去的道理！想怎么收获就怎么栽，想怎么瘦身先要学会怎么控制！

Section 2 为什么瘦身不容易成功

　　相信这个问题是许多人心中的痛点，也是难以通过的关卡。这也是为什么一休要跳出来教大家不要再走瘦身冤枉路！瘦身之所以会停滞，除了半途而废，最主要的还是观念与方法错误所致！

　　我最常听到的问题是："我都减重一个月/十天/五天了，怎么还是没瘦？"因为你本来就不会立刻瘦，而且你可能没有持续做正确的事！在减重过程中，不只是减脂肪，也要把脑袋里导致肥胖的观念减一减！

"少吃多运动"的观念是错的！从今天起，马上改掉！

　　接下来要教大家正确的减重方法，配合毅力与恒心，你也能像一休一样从肥肚腩宅男变身六块肌酷爸！女生最想要的马甲线不再是梦想！健美瘦身不复胖！

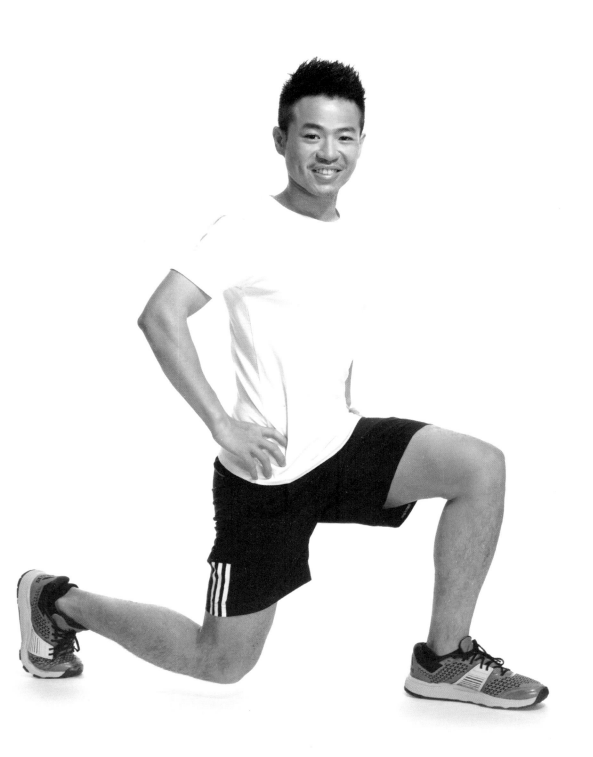

关于瘦身，大家都有一个根深蒂固的迷思，就是：只要少吃、多运动，消耗掉多余的热量，一定就能变瘦！乍看之下似乎毫无破绽，但这是让许多人纠结于断食或节食，进入瘦身的恶性循环而不自知的罪魁祸首！

当你刚开始实施每天都吃不饱的极低热量瘦身法时，短期内似乎很有效，体重很快就掉了好几千克，产生了"瘦很快"的假象。为什么是假象？体重不是真的掉下来了吗？让我们来看看你用饥饿消灭的那几千克，到底是减掉了什么。

节食，减掉的是水，不是脂肪

首先我们要了解，人体提供能量的最主要来源为储存在体内的肝糖，正常人体内约可以储存300~500克的肝糖，肝糖有一个特性是带水，1克的肝糖约夹带4克的水。

如果你采用节食瘦身法，第一个先消耗掉的其实是储存在体内的肝糖，假设你减掉2千克体重，流失掉的只是肝糖（500克）跟水分而已。再加上排尿、排便，就可能已经掉了3~4千克，最后才可能是一点儿脂肪。你想要减重消脂的目的完全没有达成。

少吃7700卡，身体才能减一千克！

节食只能消掉一点儿脂肪，对你的瘦身计划帮助并不大。理论上，吃超过了身体所需的热量7700卡，就会增胖一千克；少吃7700卡，才会

肝糖
500 克 + **水分**
1500 克 + **脂肪**
5 克 = **节食 2 千克**

减掉一千克的体重。

接着有些人会开始变本加厉，出现"我就再少吃一点儿，再多做一点儿运动，就会瘦得更快！"的想法。这就是典型的"少吃多运动瘦身法"最大的迷思！

人需要热量来维持生命机能，如果只是一两天少吃，身体还能勉强撑一下，但如果你已经少吃，又大量运动，每天只吃600~800卡的热量，连维持最基本的生理机能都不够。这时候，身体为了自救，就会开始执行替代方案。

当你吃进去的热量严重不足时，身体会先从燃烧肝糖来换取能量，当肝糖用完时，就会开始燃烧比较快转换成热量的蛋白质，也就是你身体的肌肉；对身体来说，蛋白质是很消耗能量的，如果长期处于热量不足的情况下，肌肉会优先被燃烧，而身上的肥肉（脂肪）就储存起来，以备不时之需。这样，你是不是越减越肥？！

吃不足基础代谢的热量，长期下来可能导致肌肉组织被消耗掉，这

肌肉的好处

> ▶ **1千克的肌肉每天约可燃烧70～100卡热量**
> **1千克的脂肪每天只能燃烧5～7卡热量**
>
> ▶ **你的肌肉多，躺着不动都比别人跑步半小时消耗的热量多。**

是最伤害身体也最不划算的瘦身法。

人体四肢、臀部、背肌、腹肌，以及心脏、内脏器官等都属于肌肉组织，是维持人体生命所需，身体的机制会优先加以保护不被消耗。

可是当你采用错误又激烈的瘦身法，脂肪、肢体大部分的肌肉组织都一起被消耗掉之后，这时身体很可能会开始消耗内脏器官来提供能量，身体也会出现严重的警告。

节食，还会打乱基础代谢率！

反过来说，如果你采取的是少吃多运动的低热量瘦身法，因为热量不足，不论你再怎么运动，身体的安全机制都不会让你增加肌肉，因为热量都不足以维持生命所需了，怎么能变成最消耗热量的肌肉呢？

所以，你少吃又多运动，结果运动没有效果，肌肉（蛋白质）还不断地流失，这是最不划算的地方。长期下来身体的基础代谢、燃烧的热量都会越降越低，这时你只要恢复正常吃，或偶尔稍微大吃，在身体认为热量来源随时有可能不足时，吃进身体的热量大部分都会以脂肪的形式储存起来。这就是少吃多运动不会瘦，也无法持久的道理，只会越减越没效率，到最后完全停滞，瘦不下去！

所以聪明的你，**千万不要牺牲肌肉来瘦身**，这也是一休苦口婆心地念叨为什么"少吃多运动低热量瘦身法"不会让你健康瘦下来的用意！

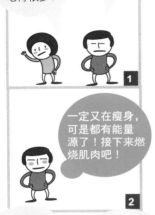

找帮手，让肌肉帮你瘦身

增加身体的肌肉量可以提高你的基础代谢率。假设我们每天多燃烧75卡，一个月就多燃烧2 250卡，一年就多燃烧了27 000卡。等于在不做任何改变的情况下，每增加一千克的肌肉，一年就能帮你瘦三五千克。

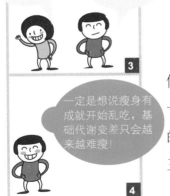

要开始减重，首先要了解基础代谢率。

基础代谢率BMR怎么算

一般来说，一个人一天所需的热量，以维持人体最基本的热量需求，就是你身体的基础代谢率（BMR）。BMR 的计算公式是：

$$BMR_{(男)} = 13.7 \times 体重(千克) + 5.0 \times 身高(厘米) - 6.8 \times 年龄 + 66$$

$$BMR_{(女)} = 9.6 \times 体重(千克) + 1.8 \times 身高(厘米) - 4.7 \times 年龄 + 655$$

这个算式加减乘除看起来有点难，别担心，网络上都有基础代谢率的算法，只要输入身高、体重、年龄等几项基本数据，马上就会帮你算出基础代谢率。

除了基础代谢热量（占70%），人体还会有另外三种消耗热量的来源（以下以我的基础代谢率约1600卡为例）。

一、食物的热效应

进食后，身体消化、吸收、代谢产生的热量消耗，一般约占一天热量消耗的 10%，就是160卡。

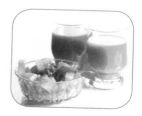

二、日常活动

每天吃饭、刷牙、洗脸、走路、做家务，约占一天热量消耗的 20%，也就是 320 卡。

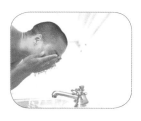

三、运动

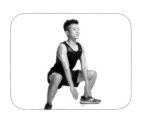

跑步、重量训练、肌力训练等，有氧或无氧运动都可以，依运动的强度不同会有不等的热量消耗。就以 1 分钟消耗 8～10 卡计算，每天运动 40 分钟就消耗 400 卡。

从以上的举例，各位可以知道自己一整天大约会消耗多少热量，减重的大原则很简单，每日摄取的热量小于你消耗的，就会产生热量赤字，但是这个赤字必须建立在先**吃足够基础代谢的热量**，让身体有足够的能量以满足最基本的生理机能。在这个大原则下，只要持之以恒就会瘦！

以我的基础代谢为 1600 卡为例，**我的一天总代谢为：**

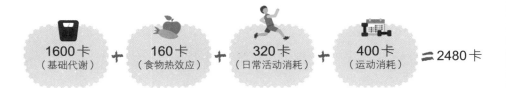

1600卡（基础代谢）＋ 160卡（食物热效应）＋ 320卡（日常活动消耗）＋ 400卡（运动消耗）＝ 2480卡

1600卡＜我每天该吃＜2480卡
每天就能产生热量赤字，我就能健康而有效率地瘦下来。

怎么开始运动比较好

Section 3

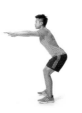

在前一节当中，大家应该了解到：只是少吃多运动不会让你健康地瘦，一定要吃足基础代谢率的热量，减重和运动的效果才会出现。接着，就让我们尽情锻炼出身上的肌肉吧！因为……

肌肉才是瘦身的最佳搭档

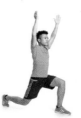

对减重的人来说，运动有两个目的，一是增加热量的消耗，二是增加肌肉提高基础代谢率。马上有人会接着问：做什么运动减重最有效？一般人做什么运动最适合瘦身？早上运动还是晚上运动？空腹运动还是吃饱后再运动比较好？

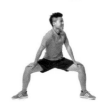

其实，一休很怕大家把运动当成功课或作业，这样会很容易放弃，不如改变心态，想象它是你的休闲活

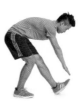

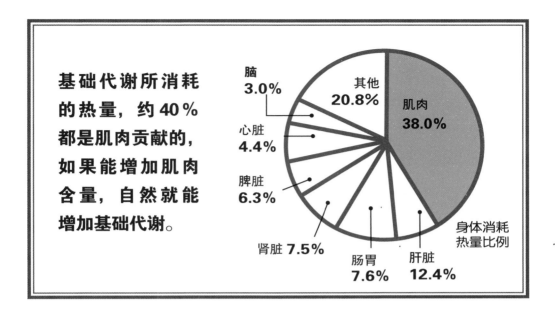

基础代谢所消耗的热量，约 40% 都是肌肉贡献的，如果能增加肌肉含量，自然就能增加基础代谢。

脑 3.0%
其他 20.8%
肌肉 38.0%
心脏 4.4%
脾脏 6.3%
身体消耗热量比例
肾脏 7.5%
肠胃 7.6%
肝脏 12.4%

动或嗜好，每次都怀着开心、快乐的心情去运动，所以只要能让你有乐趣、心情愉快的，就是最适合你的运动！这样才能持之以恒，久而久之养成运动的习惯就没问题！你一定减得下来！！

运动，少量多次比较好

另外，肚子很撑或非常饿都不适合运动，早晚其实都可以，除非你是夜猫子，否则不要太晚做激烈的运动，让身体恢复和缓的运转会比较容易入睡，重点是持续。每天的运动时间也不用多，四十分钟至一小时即可。另外一休提醒大家，运动和吃东西有类似的概念：少量多次更佳。

停滞期关卡，怎么办

很多人在瘦身时会发现大约在第二周到一个月时，体重会降不下

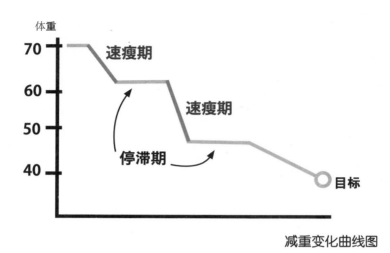

体重

70　速瘦期

60

50　速瘦期

40

停滞期

○ 目标

减重变化曲线图

来，这就是停滞期，停滞期根本就是人性大考验！真相是：人生就像打电玩一样，每时每刻都有无数的隐形关卡等着你去挑战！闯关成功，海阔天空，万一卡关，就只好重头再来啰！

　　停滞期其实是一种身体寻求代谢的适应跟能量平衡的一个过渡期；当你在瘦身时，每燃烧7700卡的热量，理论上可以减去一千克体重，但人体是个十分复杂的生理化学工厂，不是一加一会等于二的机器，所以当体重减轻的过程中，身体的机制会跟着调整，需要一段时间去适应新的平衡，这个时候就是我们所说的停滞期。

　　所以，减重的过程中，体重的变化比较像是百货公司的手扶梯，速度缓慢些，到某一楼层就要停一下、走几步路或绕一圈再下楼，而不是升降电梯那样直线式的下降哟。

运动大比拼
挑挑看，哪个运动比较好

甲

一星期运动5次，
1次30分钟。

乙

一星期运动1次，
1次2～3小时。

一休会比较推荐甲的运动方式，因为不论以减重效率、方便性或运动的舒适性来说，短而规律、持之以恒的运动，会更有效率。

等你爱上运动之后，我们再进一步加强运动的效率，在自己喜欢又觉得方便的运动项目上，增加心率、爆发力与肌力训练的项目，来加强减重的效果。

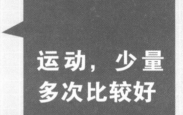

运动，少量
多次比较好

POINT

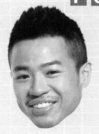

有停滞期是好事，表示你的体重已经在动，你的瘦身计划也取得了一定的效果。所以面对停滞期的最好方法，就是继续做你之前做对的事，然后持之以恒。

很多人卡在停滞期而瘦身失败，一部分人认为自己已经瘦下来了，所以多吃一点儿、休息一下不运动没关系……另一部分人则误认为自己卡在停滞期而失去耐性。

用体重来判断瘦下来与否，是不客观的

有一点要理清，如果你的体重仍维持相同，但体脂、体态或身体的尺寸大小已有所改变，那不是停滞期哦，一休要恭喜你，你做对了！

你的肌肤紧实了、腰围变小了，请问还需要在意有没有少两千克吗？体重只是一个参考数字，用体重来判断自己有没有瘦并不客观，观察体态的变化反而更准，而体态的变化取决于体脂肪的多少。

体重相同的两个人，体脂率分别是15%和25%，体态就完全不同。以一千克棉花和一千克铁块来比喻就很容易懂；肌肉的密度比脂肪高，同样是一千克，体积可就大不同。

尤其在减重后期，这样的体重迷思就越明显，如果你发现体态改变了，身上的泡泡肉逐渐被结实的肌肉取代，这种成果值得放鞭炮啦！

停滞期的自我检测

▶ **最近吃的食物的质量或热量如何**

减重有了一点儿成果，想庆祝？检视自己最近的饮食：零食、甜点、饮料、精致的食品吃得太多？减重不只要控制热量，吃对的食物更重要（请参照第二章的饮食篇），要坚持下去哟！

▶ **最近运动的强度如何**

运动的强度因人而异，主要依心率来判断。检视自己是不是重复做一样的运动？是不是太轻松，做了太多有氧运动，忽略了肌力训练？

身体很复杂很巧妙，它会去适应运动的强度，尤其对有氧运动。例如跑步，一开始减重效果会很好，但有氧运动并不会增加肌肉量，身体也很容易适应这样的有氧运动，所以，消耗热量跟脂肪的效率会越来越低，除非你增加跑步的量或速度。

长期来看，瘦身只做有氧运动，忽略肌力训练、重量训练和间歇训练等强度较高、帮助增长肌肉的运动，是不够的！一休建议交叉做不同类型的运动，来训练不同部位的肌肉，增加燃脂的火力！

▶ **休息与营养补充**

如果一周七天都在运动，身体没有好好休息、营养补充不够，都无法让疲劳的肌肉修补成长，身体的线条就不会有变化。体重跟体态的维持是一辈子的，确保一个星期最少有一天好好休息，这样才对得起自己的身体呢！

Section 4 常见的瘦身迷思，你中了几个

大家的瘦身计划应该是减脂，同时雕塑线条，这样才能瘦得紧致又健美。问题是，如果脂肪太厚，就算练出了八块腹肌，也会被肥肉包裹在里面，根本看不见，很悲情的！所以很多人就问一休，想要有肌肉线条，但脂肪太厚，是不是要先从大量的有氧运动开始，再来练肌肉？这个问题包含许多容易犯错的迷思，一休先说明一下。

迷思1：瘦身就是要多跑步、快走

超过一小时的有氧运动（像跑步、爬山）若没有补充肝糖（碳水化合物转化而来），也有可能在燃脂的同时燃烧肌肉。所以，一休建议做有氧运动，最好在四十分钟至一小时之内就好。

一般人减重如果光靠控制饮食不运动，就算吃得对，在减脂的同时多少也会消耗掉一些肌肉，所以，做无氧运动除了增加肌肉之外，也有保持肌肉量不减的目的。所以，准备好要开始瘦身的朋友们，我建议大家先计算出自己的基础代谢率，通过控制饮食，而且有氧无氧都可以并进，例如一天跑步，一天Tabata。

> **结论：有氧运动不能做太久**

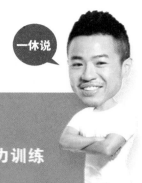

一休说

瘦身三步骤：
1.算出基础代谢 →2.饮食控制 →3.肌力训练

迷思2：运动会变壮，更难瘦？

很多女生看到这里就会担心身材会变壮。哦，相信我！肌肉没那么容易长，需要高强度的刺激，搭配正确的营养补充与适当的休息才有办法，很多人想练还练不出来哩。

可是有人会立马跳出来反驳一休："运动一阵子之后，我真的觉得变壮了呀！"一休没有糊弄人，你的感觉可能是以下两种：

（1）连续运动几天之后，肌肉持续充血让你误以为自己变壮了。只要休息几天，肌肉就会回复到之前的样子。

（2）脂肪还没减少，但你的肌肉真的增加了。你只要持之以恒地控制饮食加运动，等脂肪都消掉后，你认真练习的肌肉线条就会显出来。

有氧运动、无氧运动交替做

其实要**增肌减脂最好的效率是无氧运动**，也就是肌力训练。这需要高强度的练习，且需要一段时间的努力才会看到效果，对初学者的难度也较高。所以，我会**建议瘦身的初期，有氧运动跟无氧运动交替做**，一天有氧，一天无氧。既可以增加肌肉，又能比较快地看到运动的效果。

> **结论：除非长期健身，不然不会变成金刚芭比**

迷思3：瘦身多少还是要挨饿吧？

"不挨饿"是一休减重的座右铭，优质饮食产生优质能量，身体有好的使用效率，才有正向的循环代谢。肌肉的代谢和流失速度很快，要增加却非常困难。肌肉就像身体的黄金矿脉一样宝贵，自己的身体自己顾，千万不要轻易流失掉肌肉。

我要提一个相反的例子。记得有个网友曾问我因为过度节食搞到身体坏掉，想多吃点东西却又怕复胖，甚至说："害怕吃饱的感觉。"为什么我要讲这个，因为"挨饿才会瘦"的迷思，确实造成了这么可怕的后果。

体重下降可以当成参考值，但体重不等于体态，体脂肪跟身

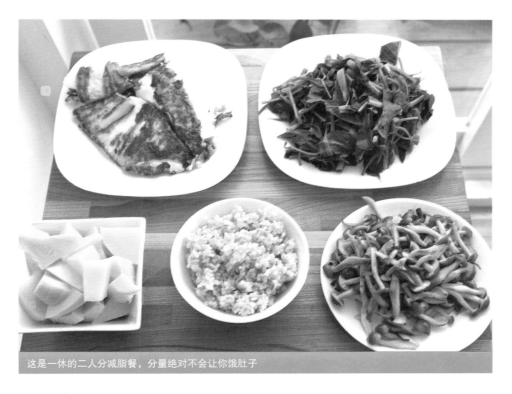

这是一休的二人分减脂餐，分量绝对不会让你饿肚子

体肌肉的比例才是一个人看起来体态好看与否的关键。如果你的身体长期处于营养不够，一开始正常吃时有热量进来，身体会优先使用并储存起来，就像干了的海绵，如果有水分会疯狂吸饱。初期可能会有体重增加，但是别忘了前面说的，要多吃7700卡才会增加一千克，只要不是真的乱吃，没有人会那么容易变胖的！好吧，先赶快翻到第10页，学会算基础代谢率，然后继续看接下来怎么跟着我每天吃得饱饱的还瘦下来，就对了！

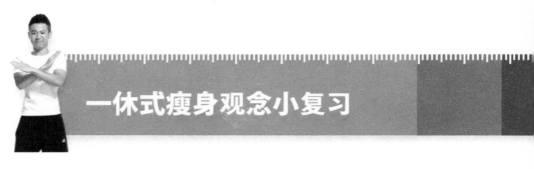

一休式瘦身观念小复习

很多人好不容易瘦下来，却轻易就复胖回去，提醒大家几点复胖的"元凶"：

1.极低热量的饮食法：会让你快速瘦下来也会快速复胖，甚至变得更胖。
　　一休式瘦身法：

　　用正确的方式减重，良好的饮食习惯，吃完整、天然的好食物。

　　2.你并不是真的下定决心想要瘦身，你的动机不够强烈，失败就是必然的结果。

　　一休式瘦身法：

　　回想瘦身的初衷，想象自己达成目标的模样。

　　3.你做太多的有氧运动，忽略肌力训练，太多的有氧运动减去脂肪的同时也减去了肌肉，流失肌肉，基础代谢会降低，没有肌肉的帮助又没有维持运动习惯，还是很容易复胖。

　　一休式瘦身法：

　　养成好的运动习惯，有氧运动跟肌力训练同时安排在减重计划里。

最好的比例可以是有氧1∶无氧2；无氧可做我教大家的Tabata套餐（详见第四章），就是很好的运动方式。

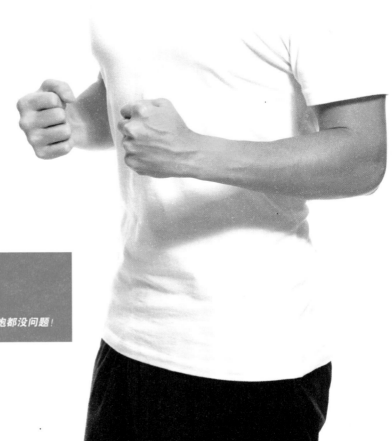

Chapter 2 饮食篇

瘦身跟着一休吃，
完全不用饿肚子

Target

吃不是罪恶，吃是一种选择。
跟着我吃、外食、聚餐，吃到饱都没问题！

Section 1

瘦身跟着一休吃，完全不用饿肚子

很多人长时间都在瘦身，一直恶性循环、越减越肥，还伤害身体。一休诚心认为这样未免太悲哀，就像我自己以前也用错误的方式瘦身，一天只吃一餐，或整天只吃一个馒头或苹果，心想少吃一定会瘦，节食瘦身法铁定没错，而且还安慰自己："一天一苹果，医生远离我。"真是大错特错！

记得当时一休年纪小，还是高中生，实行"一天一苹果"的下场就是每天很疲劳、想睡、没精神、没力气，还流失大量肌肉。但我相信到现在还有很多人为了瘦身，整天只吃蔬菜水果，还觉得自己很健康。

千万不要再执迷不悟啦！

少吃或节食无法真正瘦下来的关键，是长期节食会流失肌肉，降低代谢率。另一个很大的原因就是违逆人性。

想减重，饮食占了70％的比重，如果不知从何下手，先从记录自己的饮食开始！首先，准备吃的就全拍下来。很多人都以为自己没吃什么，一旦开始记录后，就会发现其实吃得还不少，热量早超了。或者你觉得吃够了，但一看记录就会发现根本就没吃够。

什么是"吃饱又能一直瘦"的饮食法

"吃"是人类与生俱来的本能，人活着就是要吃才有力气跟能量支持活动，过度压抑的最后一定反弹，结果就是暴食或厌食。 我觉得人生在世，该享受的还是要享受！我减重的最高指导原则就是：良好的饮食控制，再搭配适度的运动，拥有理想又好看的身形，就是必然的结果。

首先，一休要推荐轻松减重这一招：**只要学会认识食物的GI值，吃得天然又健康，选择富含完整营养的食物，就可以既吃饱又能一直瘦**。不试试看就太可惜了！

低 GI 值食物是你瘦身的好伙伴

一休建议，改变饮食的第一步，就从摄取大量富含纤维质的蔬果开始。这里不是叫你只吃蔬果哟，因为纤维质不只帮助减重，对控制血糖以及健康都有非常大的帮助。重点是，它们几乎都是低GI值的食物。

什么是GI低的食物有什么好处吗

关于 GI 和 GL，一休想先讲个足以颠覆你原来观念的故事。2003年，美国波士顿儿童医院对两组肥胖青少年进行了实验。第一组的人能"吃到饱"，食物都是低 GI 食物，包括蔬菜、水果、肉类、高油脂。第二组吃低热量低脂肪的食物，就是限制总热量瘦身餐。

令人惊讶的是，第一组"吃到饱"的瘦身效果居然比较好！低热量瘦身法不只老旧且有陷阱，限制热量和限制食物总量已经不是正确的观念了。

好，先来认识食物的 GI 值吧！GI 值又称"升糖指数"，也就是摄取的食物在体内转换成"糖"的比例。

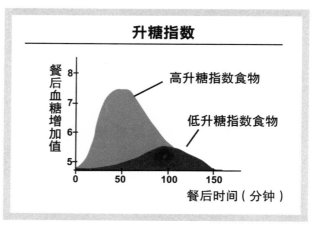

GI值高的食物会造成体内血糖上升速度快，身体为了平衡，就会分泌大量胰岛素，让"血糖"转换成"脂肪"。吃GI值高的食物容易饿，易饿就容易暴饮暴食。食物的GI值越低，表示食物消化后不太容易造成血糖上升，也就不太会造成上述问题。一般定义，GI值高于60的食物为高GI食物，低于30的是低GI食物。

另一个概念是"升糖负担"，简称GL，1997年由哈佛大学提出，代表食物中所含淀粉的密度。例如甜甜圈和西瓜的升糖指数都很高，分别为76与72。但是，吃甜甜圈会快速升高血糖，人会感到疲倦、会累，但吃西瓜却不会。这是因为甜甜圈的淀粉或糖的密度很高，血糖震荡太大，而西瓜大部分成分为水，糖的密度并不高。所以，甜甜圈的升糖负担高达17，西瓜只有4。一般来说，"升糖负担"值在10以下的食物，就是稳定血糖的好食物。

▶ **瘦身，应尽量避开GI值60以上、GL值10以上的食物。**

低 GI 值食物

纤维质	蔬菜、水果、豆类（生的蔬菜的GI值比熟的蔬菜低哦！）
蛋白质	鸡胸、鸡腿、猪里脊、鲷鱼肉、豆腐、鸡蛋、牛腱子
油 脂	坚果、椰子油、猪油、牛油、鸡油、鲜奶油、苦茶油

高 GI 值食物

精致度高	肉松、巧克力、面筋、饼干、冰激凌
含纤量低	玉米、山药、马铃薯、白米饭、吐司、甜甜圈、糯米（麻薯、饭团）
含糖量高	炼乳、果酱、含糖饮料

我教大家一个简单的判断食物GI值高低的方法，含有丰富纤维、少量或不含淀粉的，基本都算低GI值的食物；另一种概念就是身体需要更多热量去消化代谢的食物，基本上也都是低GI值食物，例如蛋白质，所以我常提倡要吃好的、低脂的蛋白质，就是这个原因。

长期吃高GI值食物，身体的血糖常常快速上升，胰岛素过度分泌的结果是容易造成胰岛素阻抗，进而变成代谢症候群，也就是俗称的糖尿病。

但是别被高GI值食物吓到，想吃些高GI值食物？一休有两招教大家：

第一招，细嚼慢咽超有效。

一口一口慢慢吃苹果，血糖上升的浓度比喝一杯苹果汁绝对低很多；像白米饭这类高GI值食物，只要每口都咀嚼20~30下再吞进去，延长进食时间，它的GI值与GL值都会变得比较低。吃慢一点、吃少一点，所有食物的GI值及GL值都会下降。

第二招，和低GI的食物一起吃。

早餐时先吃蛋白质（鸡蛋）跟纤维质（蔬菜）再吃面包，或者做成三明治慢慢吃，高GI值的白面包在胃里的消化速度，会跟着低GI值的蛋白质和纤维质一起减慢，身体负担就比较轻了哦！

有关各种食物的GI值，可以上网搜寻，基本上搭配大量纤维质跟好的蛋白质一起吃，准没错！

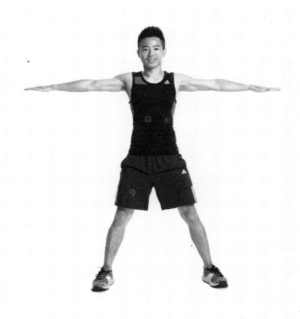

要注意的是，低 GI 不等于低热量，有些低 GI 食物，如坚果，吃多了还是会胖哦！

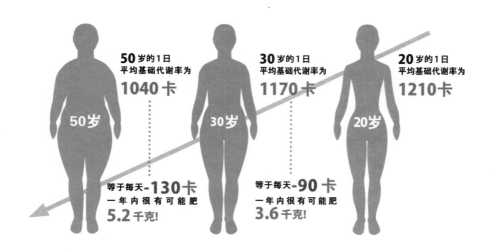

Section 2 控制饮食实战篇

为什么会吃胖

吃胖的原因，其实简单到让人不愿意去面对：你吃进去的热量，大于你每日消耗的热量，身体留着多余又无法消耗的热量，只好以脂肪的形式储存起来，接着每累积到7700卡，就会增胖一千克。所以，如果你刚好不爱运动，又不控制饮食，就很容易又肥又胖。

此外，在没有特别训练或运动的状况下，一般成年人约在30岁后，身体原有的肌肉会以每年1%~2%的比例慢慢流失，身体的"基础代谢率"跟"消耗热量的效率"都会下降，若是饮食又没有特别控制的话，就更容易发福了。很多人不了解基础代谢率的重要性，反而过度少吃，

50 岁的1日
平均基础代谢率为
1040 卡

30 岁的1日
平均基础代谢率为
1170 卡

20 岁的1日
平均基础代谢率为
1210 卡

50岁　　　　　30岁　　　　　20岁

等于每天-**130**卡
一年内很有可能肥
5.2 千克!

等于每天-**90**卡
一年内很有可能肥
3.6 千克!

但是为了维持人体的基本运作，人体的保护机制就会启动，自动降低你的基础代谢率，把脂肪大量存起来，减重反而更加困难。

好好吃也能增加基础代谢率？

既然基础代谢会自然下降，有什么方法可以增加基础代谢？除了我之前说的拒绝"低热量饮食法"之外，早餐一定要吃！不要跟我说老梗，我要说的是，早餐是三餐当中和瘦身最有关系的一餐，因为有很多研究显示，不吃早餐会胖！那是因为睡眠时，新陈代谢很低，直到开始吃饭的那一刻，身体才知道要运转。所以，越早开始吃早餐，代表那一天越早开始燃烧热量！

另外，每餐有蛋白质是很重要的。因为蛋白质能增强新陈代谢。分解蛋白质的过程中，会比分解淀粉多出20%~30%的额外热量，可以提供食物的热效应。但这不表示全部都吃蛋白质就会很瘦很瘦非常瘦，均衡才是准则。

还有当然是减少压力。压力大的时候，会释放出减缓新陈代谢的皮质醇。所以啊，觉得上班压力太大时，赶快站起来走一走，或者跟一休起身动动，基础代谢率自然不会低落！

为什么你应该知道你的基础代谢率呢？用汽车来比喻身体基础代谢率：体重比较重、肌肉量比较大的人，就像一辆商旅车，马力比较大也比较耗油，也就是基础代谢率较高。体重轻、肌肉量比较少的人，则像一辆小车，马力小也比较省油；同样开一千米，当然是马力大的人比较耗油，所以马力大的人一餐所需的食物（热量），会跟你的基础代谢率有直接关系。

一休的肥胖日记

以前的我非常容易大吃乱吃，有大份绝不叫小份，一定要吃到肚子快爆炸才会罢休。以下就来公开一休的恐怖吃法，大家就不难理解一休以前为什么会胖成那样了。

早餐 = **500 卡** 饭团加蛋 **+** **300 卡** 含糖豆浆 500 毫升 **+** **305 卡** 蛋饼 1 份   **500+300+305 =1105 卡**

错误示范：

1. 饭团里的油条、蛋、糯米都有很多油。糯米的GI还是很高的。
2. 早餐就吃了超量的1105卡。

午餐 = **1000 卡** 炸鸡腿便当 **+** **110 卡** 红茶 300 毫升   **1000+110 =1110 卡**

错误示范：

1. 光一只裹粉的炸鸡腿就有700大卡。
2. 一天才过了一半，我除了已经吃了超过基础代谢的量外，还快把一天的基本热量用光了。

晚餐 = **650 卡** 红烧牛肉面 **+** **40 卡** 豆干 **+** **40 卡** 海带 **+** **70 卡** 卤蛋   **650+40+40+70 =800 卡**

错误示范：

1. 看那一碗牛肉汤满满的油，我的天，热量早超了！
2. 吃面为什么一定要配小菜？要小心面类的GI值不低！

消夜 = 500卡 炸鸡排 + 300卡 炸甜不辣 + 180卡 红茶500毫升   500+300+180 =**980卡**

来算总账: 1105+1110+800+980=**3995卡**

你的肥胖跟你吃进多少东西有绝对的正相关。这一天我吃进了非常惊人的热量,刚才提过我一天所需的热量在2200~2500之间,取中间值,就算2300好了,3995 − 2300 = 1695 卡,我每天就产生了1695卡的热量盈余,这些多出来的热量留来留去留成愁,到最后都要付出代价的。

你可能会觉得你没有我吃得那么夸张,一般人就算吃得比我少一点,只要稍不注意饮食,很容易就超过每天的基本热量,进而变胖。

接下来我要分享痛下决心、改变饮食后的菜单,当然,食量的调整也是很重要的部分。

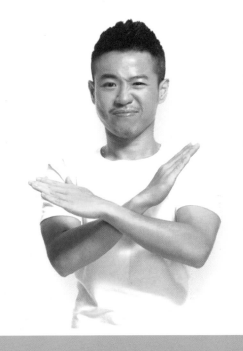

一休大彻大悟的饮食日记

　　我的目标是每日的热量控制在 1600～2000 卡之间，如果有运动的话，我会视状况再多吃几百卡。我分享的食物是我自己觉得 OK，也喜欢吃的，但你不一定要吃得跟我一样，只要确认热量（养成上网查询的习惯）以及是优质食物即可，内容都可以替换。

早餐 ＝ **290** 卡 全麦馒头 1 个 ＋ **90** 卡 无糖豆浆 300 毫升 ＋ **70** 卡 水煮或茶叶蛋　　290+90+70 **=450** 卡

替换食品：

馒头也可以换成地瓜或香蕉 1 根。

午餐 ＝ **150** 卡 小碗糙米或五谷饭 ＋ **80** 卡 大量烫青菜 ＋ **70** 卡 卤白豆腐 1 块 ＋ **110** 卡 100 克的水煮鸡肉或蒸鱼　　150+80+70+110 **=410** 卡

替换食品：

糙米饭可以换成地瓜或意大利面、五谷面之类，但以糙米饭为最佳。如果吃自助餐，炒青菜都会比较油，可以用热水去一下多余的油脂。

下午茶 = (**150**卡 综合坚果、果干一小把) = **150**卡

替换食品：

坚果的GI值很低，是下午茶良伴。既是好的植物性蛋白跟油脂来源，也有吃零食的感觉。

晚餐 = (**120**卡 地瓜30~160克) + (**150**卡 150克鱼肉) + (**80**卡 烫青菜) + (**70**卡 蛋（水煮、卤、茶叶）) 120+150+80+70 = **420**卡

替换食品：

青菜也可以换成便利商店卖的生菜沙拉，酱料选热量较低的和风酱料。

消夜 = (**90**卡 无糖豆浆300毫升) + (**150**卡 综合坚果、果干一小把) 90+150 = **240**卡

来算总账： 450+410+150+420+240=**1670**卡

1670-2300=-630卡，产生热量赤字630卡，7700/630≈12（天）

这样一天吃下来，我不但吃得超过了基础代谢的量，而且也不会觉得饿。因为吃到足够的量，身体不会感觉热量不足。我只要改变饮食习惯，每12天就能减掉1千克（还不到两周呢！），平均一个月就能减掉2~2.5千克，长期下来一年可减24~30千克！这还只是改变饮食习惯的成效，我还没有加上运动的效果呢！

你提供足够热量，身体才愿意燃烧脂肪

我的饮食范例只是一个参考，可以自行调整，就算有喜欢吃的东西也可以从量上面去控制，总之就是要"控制"。例如，我们一样想吃饭团加蛋，那就从吃一个变成吃半个（250卡），还是想吃炸鸡腿便当，那就把鸡腿去皮，不要吃完整个便当（500卡）……

身体很奇妙，只要你持续提供热量，身体就会愿意燃烧热量，加上你在消化食物时也在消耗热量，所以，少量多餐其实是最好的减重或体重控制的饮食方式，但也是最难执行的。所以，一开始还是一日三餐，等到有心得了，可以再来试试进阶一点的吃法。

总之，大原则就是不要吃太饱，也不挨饿，觉得饿时就吃一点，如果觉得很困难，就从一天之中的其中一餐开始改变。要瘦身，运动跟饮食控制绝对要同步进行。我们先把饮食习惯调整好，就等于先成功一半！之后再搭配运动，减重的进度跟效率就会更好哟！

> **你依然可以吃你想吃的东西，但可以把分量减少一半。朋友聚会或家人聚会吃大餐时还是可以去，但请尽量选择中午，吃东西习惯吃七八分饱就好。**

Section 3 想打造六块腹肌、川字肌？跟着一休这样吃就对了！

我们都知道，食物三大营养素是脂肪、蛋白质跟碳水化合物，几乎所有天然、完整的食物都是由这三种巨量元素所组成，这三种元素也是人体必要的组合，缺一不可。这三种营养素的比例要怎么分配，进食的顺序该如何，其中的学问不小。最重要的是，"怎么搭配"这四个字。别担心，一休会用简单的方式教大家搞懂的。

一般来说，每一克蛋白质跟碳水化合物会产生四大卡的热量，每一克脂肪可以产生九大卡的热量。太油的食物是造成肥胖的因素之一，正确地说，吃了过多精致的碳水化合物，才是真正导致肥胖的元凶。因为以我亲身的经验，加上近年来的许多研究证明，低脂饮食并没有办法长期控制体重，"控制碳水化合物"对于减脂的成效更好。

与你的食物对话

1.大量吃蔬菜水果

富含大量纤维质，可以帮助肠胃蠕动，促进排便跟消化，还可以摄取许多微量维生素。纤维质几乎无热量，可以帮助减缓血糖升高的速度，而且吃了具有饱足感。

2.吃足量的蛋白质

蛋白质是建构人体肌肉组织的重要原料，而且蛋白质因为体内消化分解的速度慢，也很具饱足感。肉类和全蛋都是蛋白质的来源，肉类的话，以脂肪较少的瘦肉和鱼肉为佳。

3.别怕吃油脂

油脂是人体非常重要的营养元素，传统的低脂饮食减重法几乎完全不摄取任何油脂，是非常不健康的，因为细胞膜的传导关键要靠油脂，大脑的60%由脂肪组成。炒菜时可以选择椰子油、苦茶油、橄榄油、少量的猪油等，吃天然无调味的坚果也可以摄取好油脂。

4.不能不吃的碳水化合物

好的碳水化合物包括糙米、地瓜、全麦、燕麦、豆类、五谷杂粮等，有氧系统[①]燃烧脂肪产生能量的原料是氧气、碳水化合物跟脂肪，所以不能完全不吃碳水化合物哦。有些人标榜完全不吃淀粉来瘦身，真的很害人！

---

① 有氧系统：身体拥有两种制造运动所需能量的系统，分别称作"有氧系统"和"无氧系统"，两者都会燃烧糖类，但是只有"有氧系统"最后才会大量燃烧脂肪。因为分解脂肪需要大量氧气，而且脂肪分子难以分解，身体需要花上一段时间（20~30分钟）充分启动脂肪燃烧循环系统。

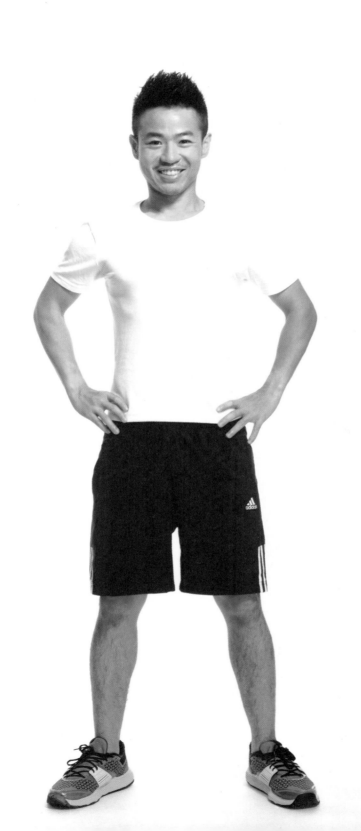

> # 每天该喝多少水？
> # 体重×（40~50）
> # 大概就是每个人一天所需的量
> ### 以体重40千克的人来说，
> ### 一天要喝1600~2000毫升的水。

5.水一定要喝够

　　水是人体重要的传导物质，身体很多营养跟原料都需要通过水来传导，喝水也可以帮助体内良好的代谢，每天该喝多少水呢？以40千克的人来说，一天要喝2000毫升的水。有很多人减重时故意不喝水，只喝茶跟咖啡，这是不对的，茶跟咖啡含有咖啡因，会利尿，久了人体会脱水，这样并不健康。我一天最少喝三四千毫升的水。

料理方法很重要，看这里！

　　我和太太自己以前也不会煮，但是这一两年在粉丝页上跟网友互动，提出了"九十天减脂计划"，这才开始自己学着做料理。刚开始，我只会弄一些超级简单的菜，因为菜色单调了，不仅我老婆，连我两岁的女儿都没兴趣。还好，后来我做出兴趣，开始尝试低脂又美味的家常菜，家庭才恢复和乐（笑）。像我老婆，虽然本来就不胖（也不太运

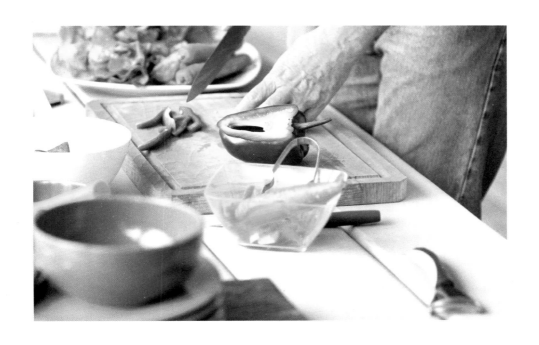

动），但开始吃我的低脂家常菜后，不仅每天吃得饱，体重也有下降。完全变成我"瘦身，70%要做到饮食改善"的最佳见证！

运动前后该吃什么

因为想尽可能保留肌肉跟锻炼肌肉，所以我一星期最多做两次有氧运动，其他四到五次都是做无氧的肌力训练，或像Tabata这种间歇训练。运动前，我会吃一些碳水化合物，如香蕉，运动完就吃水煮蛋、无糖豆浆、少量地瓜等，大约300卡以内，因为运动完需要碳水化合物跟蛋白质促进肌肉合成。

基本上就是从上述的饮食原则做变化，只要以好食物为基础，淀粉不过量（一餐吃三到四碗糙米饭或三到四个地瓜那种就不行），基本上都不用担心热量，以吃适量不过饱但也不挨饿为原则，尽量吃就对了。详细的菜单可以参考我的九十天减脂饮食计划的内容。

　　基本上若能坚持以上的饮食原则，持续九十天，以我已经是标准体重跟体脂为例，还是可以减去约5％的体脂肪；如果是超重的朋友，效果当然会更好！

　　想要减脂减重、六块肌、人鱼线和马甲线，就不要再吃那些乱七八糟的东西，跟着一休这样吃就对啦！

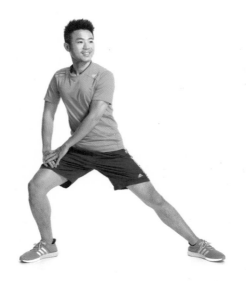

体重只是一个相对参考，瘦身最主要的目标是减去脂肪，保留和增加宝贵的肌肉量。

瘦身，70%要做到饮食改善！

一、基本提醒

✓ 进食的顺序记得掌握**先吃纤维质或蛋白质，最后再吃碳水化合物**的原则，至少也要混在一起吃。绝对要戒掉"一开始就吃一大口白饭"，这样也能帮助血糖稳定。

✓ 外面食物容易导致饮食失控就是太油了！所以，**尽量挑不那么油的食物**，或是**过水（热水）一下**，也是很不错的做法。

✓ 冬天会很想吃热乎乎的食物，我会用无糖豆浆煮火锅，重点是**不要吃火锅料**，也不要蘸沙茶酱，瘦肉、蔬菜、豆类爱怎么吃就怎么吃。

二、分量控制

✓ 每一餐的米饭尽量挑选糙米饭，一餐一碗饭大约120克。

✓ 青菜可以吃到饱，一个人一餐最好吃到至少半盘的分量，吃到一盘更好！

✓ 泡菜也是不错的纤维质，一餐约吃30～50克是可以的。

✓ 一个人一餐摄取30～40克的蛋白质就足够了，以鸡胸肉为例，一餐最多吃200克就够了。

✓ 除了**去皮鸡肉**外，我也很推荐鲷鱼片作为每日蛋白质的来源。不仅方便，每100克鲷鱼只有100卡，只要不是过油的料理方式，多吃一点是可以的，因为符合低脂的好蛋白质原则。

✓ 无调味坚果含有丰富又好的植物性油脂跟蛋白质，肚子饿的时候，吃一份约20克，也很适合当消夜吃。

蛋白质怎么料理

✓ 鸡肉可以只加一点酱油蒸，符合好蛋白质的原则。

✓ 吃鸡腿时要记得去皮。

✓ 豆干是很好的植物性蛋白质。豆干炒肉丝，肉丝我都挑猪后腿肉。

✓ 猪里脊较瘦，100克约180卡，是适合减重时吃的猪肉部位。

✓ 鲷鱼基本上味道鲜甜清淡，只用少许奶油或椰子油干煎。用一点酱油、辣椒做成红烧口味也超赞！
- ✓ 牛腱跟牛筋是牛肉里较低脂的部位，减脂时是可以吃的。
- ✓ 板豆腐比嫩豆腐热量高一点，不过蛋白质的含量也比较丰富。
- ✓ 适量的吃蛋黄并不影响体内的胆固醇，因为胆固醇80％是由人体自行合成，精致的饮食才会造成血糖失衡、胆固醇失调，只要吃天然的、好的食物就不用太担心。

淀粉怎么料理

- ✓ 紫米也是非常好的碳水化合物，可以少量混在糙米饭中煮，以增加主食的变化。
- ✓ 玉米也是淀粉的一种，偶尔用来取代当主食是可以的！
- ✓ 很多人会忘记马铃薯就是淀粉，所以当你吃马铃薯炖猪肉时，就不能再吃饭喽。如果把马铃薯、地瓜、山药、南瓜、芋头等当成配菜，再配米饭，就等于吃了双份的淀粉！

纤维质怎么料理

- ✓ 每餐一定要有青菜。青菜我几乎都焯烫后，只加酱油，或什么调味都不加。
- ✓ 蔬菜（例如高丽菜和丝瓜）只用很少的油调理，可以尽量吃。
- ✓ 木耳有非常丰富的膳食纤维。杏鲍菇用一点奶油跟胡椒干煎一下，是非常棒的纤维质。芹菜和花椰菜的纤维质也很丰富。

减脂饮食·成绩单

从我健康地瘦下来后，我又带着网友做过90天的饮食分享计划。当时已经是标准体态的我，其实已经不是很容易瘦了，体脂肪却还能在短短三个月内，从17%～18%降至12%～13%，如果我能做到，你们一定也可以。当时我除了每天固定运动外，饮食也是很重要的一环。下面，跟大家分享我的一日示范套餐！

一休的减脂日记

早餐 = 无糖豆浆 400毫升 ＋ 麦片 50克，无调味 ＋ 水煮蛋 1个，半熟

替换食品：

麦片可替换五谷馒头、全麦馒头、地瓜

早上是摄取碳水化合物最好的时机，基本上这样一餐有优质的蛋白质和优质的碳水化合物，蛋跟豆浆里也都有天然的好油脂。

如果早餐到午餐之间会饿的话，我通常会吃一小把无调味坚果，约 20 克，如果不方便称重，算 15 颗左右就差不多；也可以吃半个或一个苹果，这中间每隔一到一个半小时，我会喝一杯 500 毫升的水，每天最少会喝 2000~3000 毫升。

午餐 = 糙米饭 1碗 130~150 克 ＋ 煎鲷鱼 120 克无调味 ＋ 蔬菜 1盘 ＋ 嫩豆腐 半块或一块

替换食品：

1.糙米饭可以换成地瓜
2.煎鲷鱼（或煎鸡肉、蒸鸡肉、猪腰肉炒泡菜）

午餐跟晚餐之间如果饿的话，我会再吃一把无调味坚果，一样会在这中间多喝水。

晚餐 = 糙米饭 100 克 ＋ 煎鲷鱼 120 克，无调味 ＋ 蔬菜 1盘 ＋ 水煮蛋 1个，半熟

替换食品：

1.糙米饭可以换成地瓜
2.煎鲷鱼（或煎鸡肉、蒸鸡肉、猪腰肉炒泡菜）

晚餐的淀粉会少一点，但不会少太多，一样都是要摄取优质的食物才可以，完全不能吃任何加工食物。

晚餐之后，大约晚上9点我会做运动。通常运动前不会特别吃东西，运动前或运动中我一般都会喝水或泡泡腾片。如果怕没力气，可以先吃100克以内的地瓜或香蕉。每次运动以40分钟不超过一小时为限，不管有氧或无氧运动都一样。

运动完到睡前时间不长，通常不太会再吃东西，如果觉得饿可以吃点苹果或西蓝花。

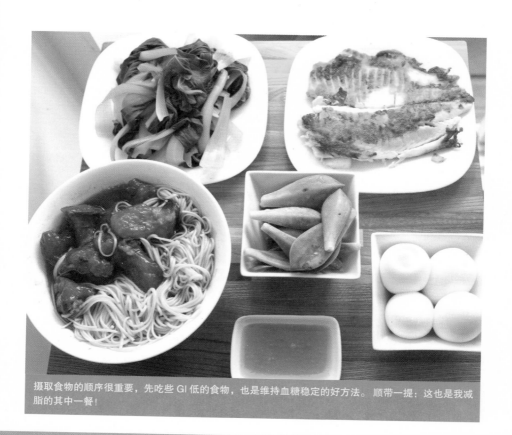

摄取食物的顺序很重要，先吃些 GI 低的食物，也是维持血糖稳定的好方法。顺带一提：这也是我减脂的其中一餐！

Chapter 3 运动篇
你的运动，该从减重到减脂了！

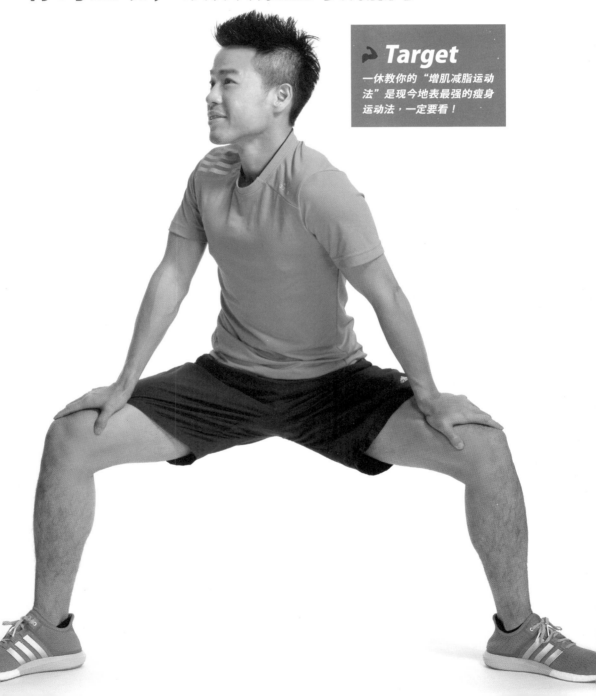

Target
一休教你的"增肌减脂运动法"是现今地表最强的瘦身运动法，一定要看！

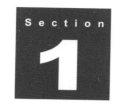

想要瘦身，做什么运动效果最好

大家都在问："想要瘦身，做什么运动效果最好？"这个问题真的很难回答，因为没办法三言两语解释清楚。既然大家都知道了瘦身不能只是节食或吃瘦身药就好。我要告诉所有对自己的身体线条负责任、热衷于降低体脂肪的热血瘦身男女："肯运动，就有效果！"

如果你是体重过重，又完全没有运动习惯与基础的人，只要肯动就很棒了！最好从低强度的有氧运动开始，所以不论是在小区公园、学校操场慢跑或快走，在家里做做瑜伽、拉拉筋或你喜欢的任何运动都可以。每天四十分钟到一小时，养成运动的习惯，就算没有马上瘦，精神也会变好而且容光焕发！

如果你具备一定的运动经验与肌力基础，想一劳永逸、持之以恒的减重，希望减脂、保留或增加肌肉，我会推荐直接从"无氧运动"下手。如果你是新手想要练习高强度的无氧运动，建议先征求有经验的朋友或专业教练的建议比较好。

把你的运动知识库升级，瘦身战力马上UP！

在运动之前，一休希望你了解一些基本有用的生理知识，避免掉入许多以讹传讹的迷思陷阱，减少走瘦身的冤枉路；和朋友分享经验时，也有"进阶"的无形光环加持！虽然这些知识库有些硬邦邦，但我觉得很受用，在瘦身的路上，知识也是一种力量哟！

有氧运动与无氧运动最大的差别在于能量使用的转换；有氧运动会先使用体内的肝糖，约10分钟后，转由利用碳水化合物，将脂肪跟蛋白质的代谢转换成ATP（三磷酸腺苷），提供能量给身体使用。此外，有氧运动最好持续30分钟以上，因为30分钟之后，身体利用脂肪提供能量的利用率会越来越高，对于消脂的效果会更好。

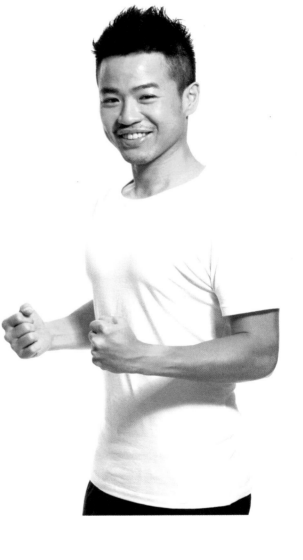

有氧 / 无氧，到底差在哪儿?

	有氧运动	无氧运动
特性	有节奏、可持续，运动中能讲话，可顺畅呼吸	短时间、高强度，运动中无法讲话与顺畅呼吸（很喘）
心率	较低，100~120 下	较高，130~170 下
运动时间	较长，需 30 分钟以上才有效果	短，4~5 分钟就有效果
运动项目	跑步、打球、游泳、骑脚踏车、有氧舞蹈等	重量训练、短跑冲刺、徒手肌力训练等高强度运动
建议时间	45~60 分钟	2 ~ 4 分钟一组（因人而异）
优点	增进心肺功能，动作较和缓	借由破坏肌肉，造成肌纤维受损，产生肌肉成长的循环
缺点	强度不足以刺激肌肉成长	因需具备一定的肌力基础，动作不正确有受伤的风险

　　但不是越久越好，有氧运动最多四十五分钟到一小时就好，因为脂肪转换成ATP的效果较慢，运动时间越长，脂肪来不及转换能量给身体使用时，身体就会利用转换较快速的蛋白质，也就是肌肉组织来提供能量，反而会消耗掉宝贵的肌肉。这也是为什么我不建议有氧运动持续一小时以上。如果跑步超过一小时，记得每三十分钟补充一些碳水化合物，让身体尽量不会消耗掉肌肉。

　　无氧运动不经由呼吸循环来提供能量，且依赖肌肉中的肝糖发挥作用，在高强度运动下，ATP及乳酸系统大约只能维持90到120秒左右。因为是通过乳酸系统产生能量，所以乳酸会快速堆积。这也是当我们在做重量训练等无氧运动时，身体会觉得非常酸的原因。

地表最强减重法："增肌减脂"

热量的消耗靠运动，这一点有氧跟无氧都做得到，另外就是要提升基础代谢率，理论上肌肉量越多的人，基础代谢越高；相同体重的人，体脂肪8%~10%的人体内肌肉较多，比体脂肪20%的人身体线条更好看，而且不易变胖。

增加肌肉的好处多多，但有氧运动在这部分几乎使不上力。长时间的有氧运动会减少肌肉量，加上没注意到每天要吃够足以应付基础代谢的热量，长期下来肌肉组织减少，代谢变低，如果没有持续运动，反而更容易变胖，之后想再瘦身效果也有限。

> **瘦身，不外乎两个概念：一是增加热量的消耗，二是减少热量的摄取。**

运动，最好"挑战极限"才有效

从增加肌肉的目的来说，无氧运动的效率最好，虽然无氧运动时间短，燃烧的热量比长时间的有氧运动低，但因为强度够高，身体在运动后需要很多能量来修补肌肉，也就是所谓的"后燃效应"（after burn），到最后，燃烧的总热量跟有氧运动差不多。若以时间效率来比较的话，无氧运动燃烧脂肪的效率是有氧运动的好几倍。无氧运动的强度则因人而异，举例来说：有人做三下伏地挺身就不行，第四下再也做不起来了；对他来说，第三下的强度就

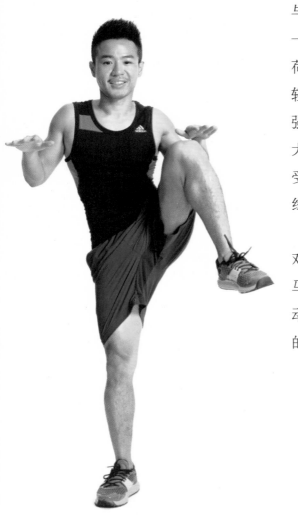

足以破坏他的肌肉组织。经休息与修复，就能刺激肌肉成长，下一次就能应付更高强度的运动负荷。有人做100下伏地挺身还是轻轻松松，脸不红气不喘，这样的强度显然对他的肌肉增加没有太大的作用，或者他做到100下才会受不了，那后续的10下对肌力训练才比较有效果。

　　有氧运动跟无氧运动的定义对每一个人也不一样：对世界级马拉松选手而言，慢跑是有氧运动，对一般人来说则是超高强度的无氧快跑……

> **有氧运动跟无氧运动的定义因人而异！慢跑对世界级马拉松选手而言是有氧运动，对一般人来说则是超高强度的无氧快跑……**

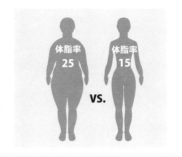

同样是50千克，体脂不同，两者差异这么大！

体脂率 25　vs.　体脂率 15

最好的方式就是"有氧"加"无氧"

在你的体能还没达到媲美世界级选手之前（专业级速度对我们来说等于冲刺，跑两分钟可能就挂了），慢跑这种无氧运动的强度就足以增加你的肌肉量，如果有一天你也练成世界级水平，"无氧"就变"有氧"了。

如果你已经习惯做有氧运动，为了不流失太多肌肉，最好尽量在运动中穿插几天的无氧训练。以一星期运动六天来说，建议你做四到五天的无氧运动，一到两天有氧运动。如果两种都想天天做，那就把时间错开来，先无氧运动再有氧运动，或者区分时段，早上有氧运动，下午或晚上无氧运动，效果会更好！

有氧运动和无氧运动各有各的好处，现在最流行的间歇训练（Hiit或Tabata），就是通过短时间、高强度，有氧和无氧交替，兼顾心肺功能与肌力训练，来达到减脂的效果，Tabata也是属于这类型的运动，是很好的训练方式，我自己也偏好这样的运动形式。接下来，一休要分享几种基本动作及混合式组合，希望大家都能拥有梦寐以求的身体曲线！

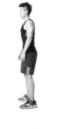

Section 2 超强效的五种基本动作

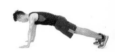

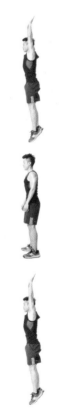

　　在这一节里，一休要教大家五种超高燃脂率的基本动作，分别是腹部运动、伏地挺身、深蹲、平板支撑和波比跳，以及跟这些基本动作相关的姿势。有一般人熟悉的，也有带强度的进阶版动作，都是针对大家最在意的身体部位，例如腹肌、胸肌、核心肌群、马甲线、小翘臀、下半身的S曲线等等，加强肌肉线条的训练。在五种基本运动之外，还会另外介绍六个增加肌耐力的运动，增加Tabata菜单的变化。

　　总之，好好练这五种基本动作，绝对不会让你失望！同时，一休之后要介绍的Tabata间歇训练，都会串连起这几个基本动作，所以一定要练好基本功，才能往高段修炼哦！

在进入动作之前，有几点注意事项，提醒大家一定要留心：

※ 准备厚一点的瑜伽垫，或厚一点的拼图地毯也可以，不要直接在地板上做，除了太硬不
  舒服，脊椎也容易受伤！

※ 如果动作的过程中觉得脊椎会痛，就表示姿势不正确，马上停下来，不要再继续。

※ 腹肌训练要配合饮食控制，否则腹肌运动再多，腹肌再强壮，被一层油包住就像躲在深
  宫后院里，看不到也是枉然。

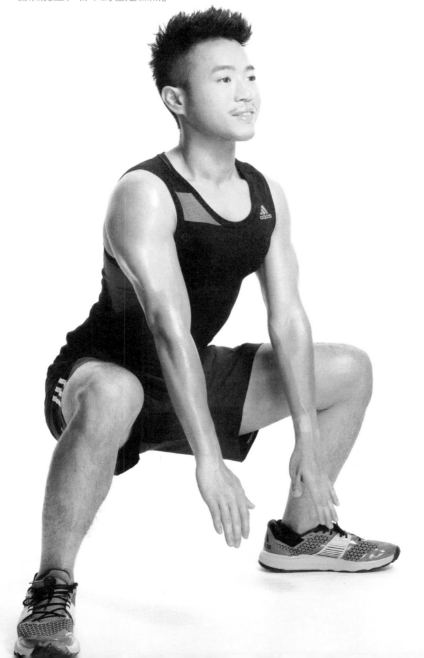

I. 超腰瘦的**腹部运动**

很多人以为要练腹肌，一定要用器材才有办法，没上健身房应该练不出来。以前我也有这个迷思，所以也买过仰卧起坐的专用斜板回家用，但用没多久就放在角落里挂衣服了。

后来我发现徒手（不用器材）练腹肌运动比靠器材更有效，根据我自己多年来练腹肌的经验，更证明了这点。腹肌运动有多种变化式，不同的姿势可以锻炼不同的肌群，练练看就知道！

呼叫腹肌请回答

腹肌分为腹直肌、腹横肌与腹内外斜肌，肉眼可以明显看见那一块一块的就是腹直肌，中间将腹肌分隔成几块的就是腹肌里的白线，白线是练不大的；另外，腹肌要明显，体脂低是必修学分。男性

体脂大约在15％以下、女性则在18％以下才会比较明显。此外，还要靠较高强度的肌力训练让腹肌结实，腹肌才会从脂肪群中"浮现"出来。

每个人的腹肌形状天生不同，有人比较整齐，有人比较乱，甚至左右不对称、长得斜斜的，像一休的腹肌就属于比较方正的。不过，因为是与生俱来的，所以基本上没法改变，只能靠后天的腹肌运动修饰。

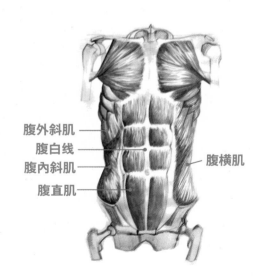

腹外斜肌

腹白线

腹內斜肌

腹直肌

腹横肌

1 卷腹

这个动作可确实锻炼腹部肌肉，再加上身体的抬角小，与仰卧起坐比不那么吃力。

1 平躺在地上，膝盖弯曲

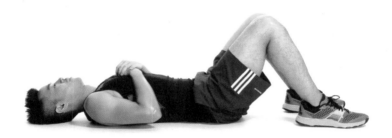

2 上身像卷寿司一样卷起

卷起时吐气，肚子保持用力，卷起时眼睛看向肚脐的位置，下背不离地，卷到上背微微
离地的高度即可。

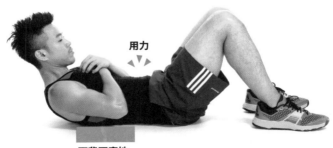

用力

下背不离地

2 手碰脚踝

这是训练侧腹的肌肉，可锻炼人鱼线。如果觉得训练还想加强，可尝试摸到脚尖。

1 平躺在地上，膝盖弯曲

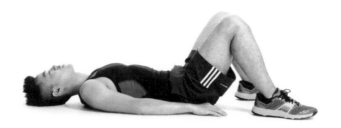

2 右手去摸脚踝，侧腹保持出力，移动时水平往右边移，上背像卷腹一样微微抬起即可

用力

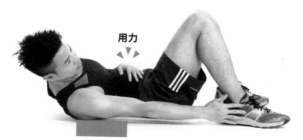

下背不离地

3 换左手去碰脚踝后，回到初始动作

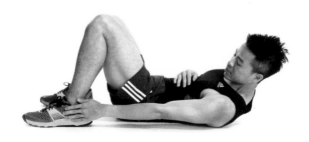

3 V-UP

这个动作能完整锻炼整个腹部肌群，不过难度比较高。重点是脚要伸直，抬起来时身体会呈现V字形，放下时脚与地面保持水平，越低越好。

1 平躺，双手往后方延展

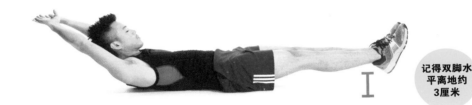

记得双脚水平离地约3厘米

2 双手双脚同时水平往上，下背记得不要离地

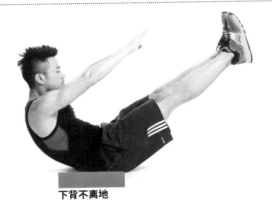

下背不离地

头、脖子要和身体保持一条直线，千万不要往后仰

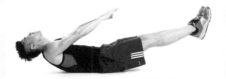

4 侧身 V-UP

这个动作会训练到下腹跟侧腹，也可以锻炼人鱼线。

1 躺平屈膝

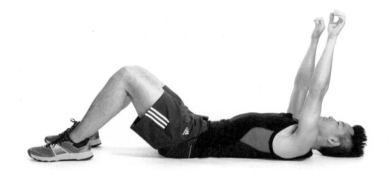

2 右手去碰左大腿，手伸直，身体往左侧转

记得在做这个动作时，腹肌的肌群须保持紧绷出力，在脚跟身体抬到最高的顶点时，可以用力坚持住两秒，再慢慢回来，之后换边！

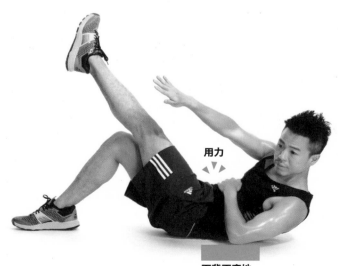

用力

下背不离地

5 水平踢

水平踢时要先把身体撑起来，双脚做踢水的动作，这个动作能锻炼腹肌的肌耐力。要点是做动作时，上半身抬起，脚到脚尖伸直，让腹肌保持紧绷的状态。

1 平躺，双手抱胸

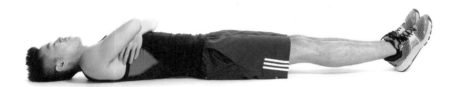

2 上身像卷腹一样微抬起，双脚伸直离地

接着双脚上下或水平左右交叉都可以，腹部用力，动作持续约20~30秒。

用力

下背不离地

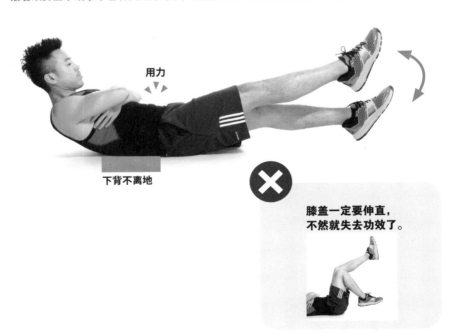

❌ 膝盖一定要伸直，不然就失去功效了。

II. 打造吸睛胸肌的
伏地挺身变化式

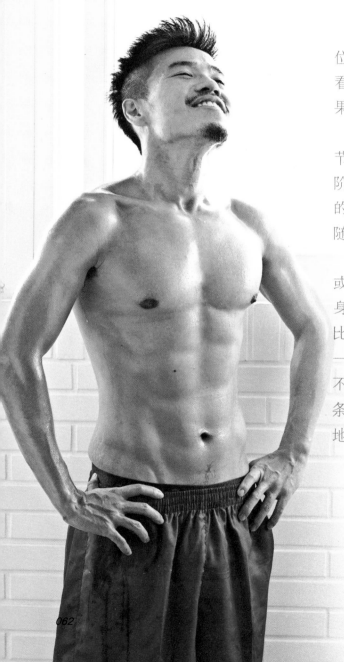

胸肌是男女身上最性感的部位之一，锻炼胸肌不但让身形好看，对于燃烧脂肪也有很好的效果。

伏地挺身是一种很好的多关节运动，不论是初学、中级或进阶者，伏地挺身都是很棒又方便的运动，不用器材，不限场地，随时随地都可以训练。

如果你是从来不运动的人，或者你只做慢跑这类不太需要全身肌力的运动，你的上半身可能比较无力、比较弱，刚开始也许一下都做不起来。慢慢来，罗马不是一天建成的，总有一天，条条大道通罗马。一休教大家做伏地挺身的简单步骤。

1 伏地挺身

伏地挺身是肌力训练的一种，也是一种无氧运动，能帮助锻炼增加肌肉。即使你是天生瘦、很难长肉的人，做伏地挺身也能让你看起来更结实、更有力气，手臂的线条也更好看。

1 手掌平行放在胸口的两侧

手肘向身体贴近，慢慢将身体撑起来呈"∏"字型。

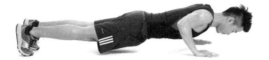

2 利用手臂与胸肌，用力将身体平行上推

想象两手推地板，把身体撑起来，背不能拱，屁股不能翘。

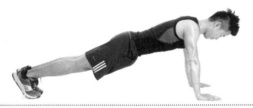

3 身体向下压，手肘往后方开45°角

慢慢往下，胸口尽量贴地与地面平行，视线往下看。

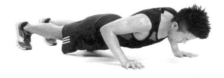

臀部不可上抬！　　　　只有上半身抬高不行！　　　双臂没有夹紧不行！

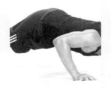 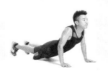 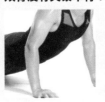

2 跪姿伏地挺身

这是一种做不惯伏地挺身者可以多多训练的动作，等于轻松版伏地挺身，对付手臂肥肉和蝴蝶袖非常有用哦！

1 跪姿，小腿悬空

手肘向身体贴近，将身体撑起来呈"ㄇ"字型。

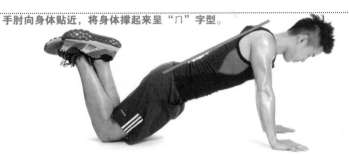

2 往下时，手肘贴近身体，手往后开约45°角

慢慢往下，尽量让胸口靠近地板，与地面平行。视线往下，屁股不要翘，背也不要拱，核心保持收紧。屁股与背呈一条直线。

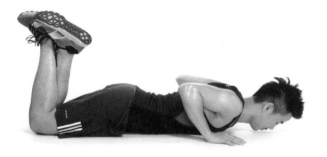

不可用膝盖顶地板！　　头不可往后仰！

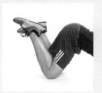 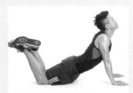

3 心型跪姿伏地挺身

和跪姿伏地挺身很接近，但这次手掌靠在一起，位置在胸口正下方。

1 手掌靠拢，放在胸口下方

跪姿，背打直，双腿大腿前侧贴地，不是膝盖跪地。

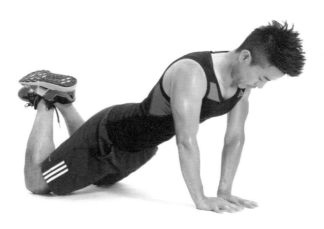

2 往下压时，像做出爱心在胸口

慢慢往下，尽量让胸口靠近地板。视线往下，屁股不要翘，背也不要拱，核心保持收紧。屁股与背呈一条直线。

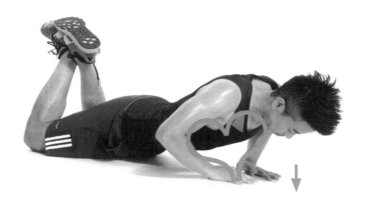

4 宽距伏地挺身

强化胸部外侧的肌群，双手距离拉大，手掌往外开。因为宽距与手掌外开的关系，难度就更高了！

1 手与肩同宽，再往左右移动 一到两个手掌的位置

向下压时，手肘大约往外开接近90°的角度，胸口尽量贴近地面。

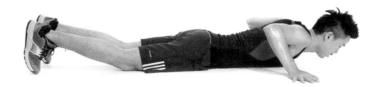

2 手掌跟核心出力，将身体推上来

动作不求快，感受胸肌出力、肌肉充分充血与收缩的力道。

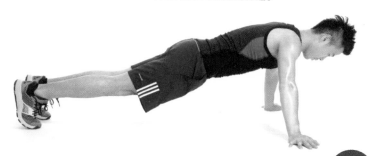

我的胸肌用到力了吗？

一休说

或许你觉得奇怪，做伏地挺身怎么胸部都不会酸？那是因为胸肌比较难有感觉，自然也难锻炼。如果你做了很久的伏地挺身，仍然感觉不到什么叫"胸肌出力"，一休提供一个诀窍。
做伏地挺身时，想象"一个推"的动作，就像在推墙壁或推地板的感觉。你也可以用站姿尝试去推墙壁：双臂夹紧，然后用力推墙，当你很用力时，胸肌就会一起出力，这种出力感就是胸肌正在用力的感觉啦！只要掌握要领，即使没有去健身房，也能练出好看的胸肌哦！

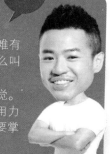

III. 深蹲，不只是翘臀

深蹲的好处千千万：可以让你的运动能力更好，可以让你的双腿更有力，可以让你全身上下的肌肉合成更有效率……如果纯粹站在外貌协会的立场上，好处就是——可以练出结实的翘臀。

深蹲是多关节运动，也是锻炼下半身最好的运动。深蹲训练大腿（股四头肌）、屁股（臀肌）、小腿与下背的肌肉，而肌肉是全身燃烧热量最快的地方，下半身的肌群又是最大块的，所以练习深蹲是投资回报率最高的运动之一。

如果只能选一种运动，就选深蹲吧！

深蹲既简单又方便，随时随地，只要有一块小小空地就可以做了，这也难怪全世界都在疯狂练深蹲。

在家练深蹲时，记得一定要穿鞋子，千万不要打赤脚，最好穿有点厚度的鞋，可以预防小腿过度前倾，造成膝盖跟脊椎不当受力。深蹲貌似简单，但可别忽略以下的提醒！

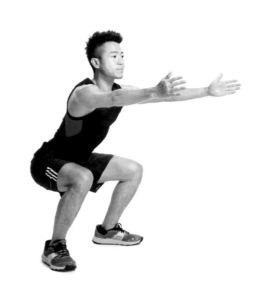

1 深蹲

深蹲的姿势重点在于保持背部打直，胸口挺直，腹部收紧持续出力，把重心放在你的髋关节跟下背，不要把重心放在膝盖，上半身不要太前倾。蹲下去时大腿跟地面保持水平。

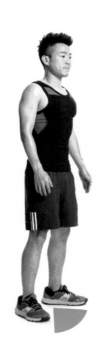

2 蹲下去时，像是屁股往后坐，由髋关节发动

挺胸，眼睛直视前方，以免眼睛往下看，背跟着被牵引。

1 吐气、核心收紧，脚打开与肩同宽，脚尖微微向外开

约是左脚11点钟方向、右脚1点钟方向，不要太开也不要太朝前。

很多人容易从膝盖启动，是常见的错误。

膝盖内夹，容易造成膝盖受伤。

2 相扑深蹲

顾名思义，就是像相扑选手一样，双脚比一般基础深蹲更开，也因为脚是打开的，可以锻炼到更多大腿内侧肌群，就是内收肌的部分，这也是深蹲的变化式。

3 双手垂下，点到地后即站起

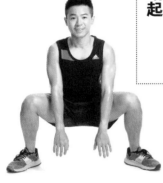

记得起身时，下背跟屁股都要保持收紧。

2 蹲下去时，髋关节先启动

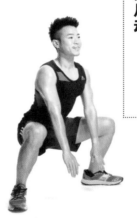

下背打直，挺胸，膝盖朝脚尖的方向延展。

1 脚打开比肩宽一点

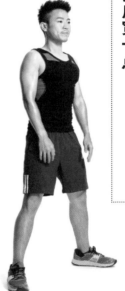

"相扑深蹲"和"一般深蹲"的最大差别在于脚打开的角度。

一休说

不论哪种深蹲，保持髋关节启动、脊柱跟腰椎中立、屁股不过度下倾、腰椎不过度前倾，不造成椎间盘的压力就对了。

IV. 强化核心肌群的
平板支撑

平板支撑（Plank）也叫作撑体、肘撑或平板支撑，是很方便新手入门的运动。平板支撑最主要的作用是能锻炼核心肌群，从胸部到大腿的正面、背面、深层、浅层的肌肉群，包括腹肌、背肌、臀肌和大腿肌都会练到。

强健的核心，就像"把身体支撑起来"的好钢梁一样

核心肌群的肌肉就像水泥一样包覆人体，核心肌群紧实，有如房子的地基，打得深、水泥的磅数足，房子就越坚固；反之房子可能会摇摇欲坠。

平板支撑有多种变化式，包括侧面平板支撑、背面平板支撑等，都可以训练肌耐力，但因为较欠缺肌肉收缩的动作，只会让原有的肌肉更扎实。如果想要让肌肉长大，还

要加做负重、伏地挺身、仰卧起坐等肌力训练才行。

饮食要营养均衡，运动也需要均衡才能拥有良好的体态。网络上疯传只靠"平板支撑一招走天下"，就能瘦身又练出好看的线条。一休很诚实地跟大家说，这是不太可能的事。

跑步、抱小孩、身体容易酸痛的人，练了也有帮助

不管你要不要瘦身，每个人都应该好好练核心肌群！对有运动习惯的人而言，核心肌群的肌耐力强，动作会更稳定；以跑步为例，可以帮助你跑姿更稳、跑速更快；对一般人来说，生活起居中若有不慎，例如踩空时，核心有力的人往往能化险为夷，对改善腰酸背痛有一定的帮助！

1 平板支撑

平板支撑很适合运动基础不太够的人，因为它是利用你自体的负重，不会增加多余的负担，而且很安全。

1 双手手肘撑地，约与肩同宽

手肘放在平行胸口的身体两侧，双脚打开。

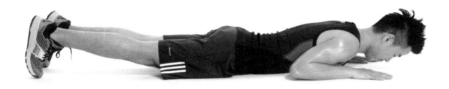

2 利用双手双脚的力量，水平把身体撑起

手肘、腹部到腿保持收紧出力，保持姿势30～60秒。

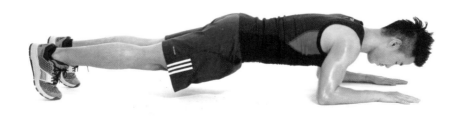

2 侧面平板支撑

1 单手手肘撑地，手肘与肩膀呈一条直线

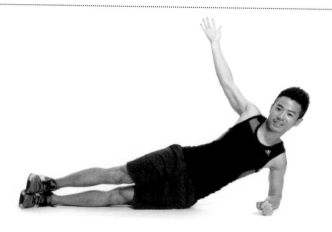

2 用力把身体撑起来，身体保持一条直线

手肘、腹部到腿保持收紧出力，保持姿势30～60秒。

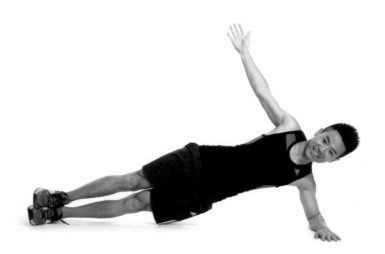

做"平板支撑"要小心，错误多易伤腰

有时候会看到有人在社群网站分享自己平板支撑撑了多久，我都看得心惊胆跳！因为平板支撑动作不正确或核心肌力不足以撑体时，不但练不到腹肌等核心肌群，反而很容易伤到腰椎。尤其是网络上有很多翘臀美女的平板支撑示范，刻意呈现身体的S曲线，却是错误的示范，大家千万不要以讹传讹或一知半解地照着做啊！

平板支撑的重点是收紧小腹，腰背呈一条直线，腰部绝对不能下沉；如果不能保持姿势，宁可休息也不要硬撑。"动作正确"比"次数"更重要，这是一休的最高指导原则！

做平板支撑时腰椎及腹肌的相关位置

A.正确的平板支撑

灰色箭头显示人体因重力往下，所以腹肌等核心肌群必须努力撑住身体不掉下去，保持腰背呈一直线，腰椎也是自然伸展的状态。

B.核心腹部无力，无法支撑

造成腰部下沉、肚子前凸，腹肌相对被拉长而背后的肌肉缩短。这时腹肌不但没被训练到，还有不少人因为这种姿势导致腰部不舒服甚至受伤。

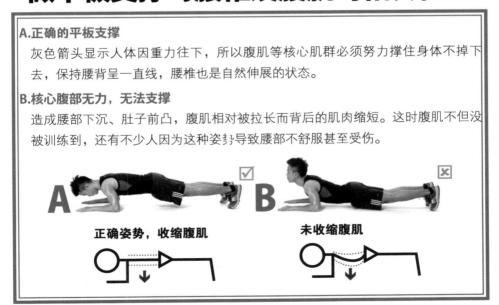

正确姿势，收缩腹肌　　　　　未收缩腹肌

姿势不正确对腰椎的伤害

A.正确姿势

下腹肌用力来保持腰椎的稳定性，中间标示蓝线红心是椎间盘。全程缩小腹可以保护腰椎不变形。

B.容易造成腰椎变形前凸，挤压椎间盘

很多人一开始做平板支撑很正确，但时间一久，身体会不自觉地偷懒。在此状态下，腰椎处于锁住的状态，压力点集中在背侧，也会产生背痛的情形。

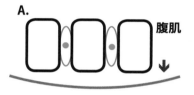

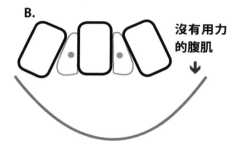

一休说

一休建议大家，假设你做平板支撑撑30秒都姿势正确，这样就已经很厉害了。31秒时你感到腰部酸痛，代表你的腹肌开始偷懒了，建议你将运动量调为30秒就够了，这么做才能保护你的身体哦！

V. 燃脂率超高的**波比跳**

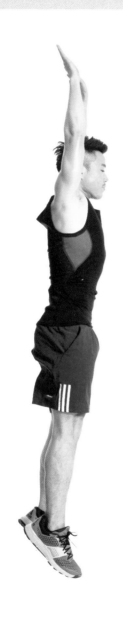

波比跳（Burpee）是无氧运动的一种，也很适合作为肌力训练的动作，一般称为波比跳或剥皮跳，是全身性、多关节、燃脂效果超好的运动之一。波比跳结合了深蹲、跳跃、伏地挺身这三个动作，同时也锻炼到上下肢的肌肉群，全身上下70%以上的肌肉群几乎都训练到了，是非常好的全身运动。一休在Tabata套餐里也安排了一个属于波比跳的套餐。

波比跳属于进阶的训练动作，因为需要跳跃，对膝盖及身体的负荷比较大，这个动作一休不建议初学者或是体重太重的人做。如果真的很想做，就先不要跳跃。另外，做波比跳一定要穿鞋做，否则脚很容易受伤，若有任何疼痛或不舒服，就赶快停下来，不要勉强去做。

波比跳要怎么跳
结合深蹲、跳跃、伏地挺身三个动作

波比跳要怎么跳

这里有一个重点是伏地挺身下去时不要拱背，屁股不能下沉。运动过程中保持核心出力，站起来后尽量往上跳。

这张图标示了波比跳可以训练到哪些部位的肌肉。波比跳基本上全身都训练到了，算是C／P值非常高的一项运动，唯一不方便的是，如果在家里跳，就要担心楼下邻居上来按门铃！

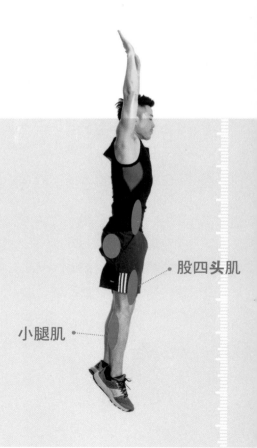

股四头肌

小腿肌

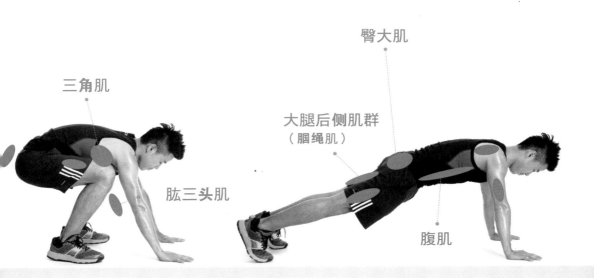

臀大肌

三角肌

大腿后侧肌群
（腘绳肌）

肱三头肌

腹肌

波比跳是比较进阶的训练动作，因为需要跳跃，对膝盖还有身体的负荷比较大，不建议初学者或体重太重的人做。如果真的很想做，就先不要跳跃！

波比跳

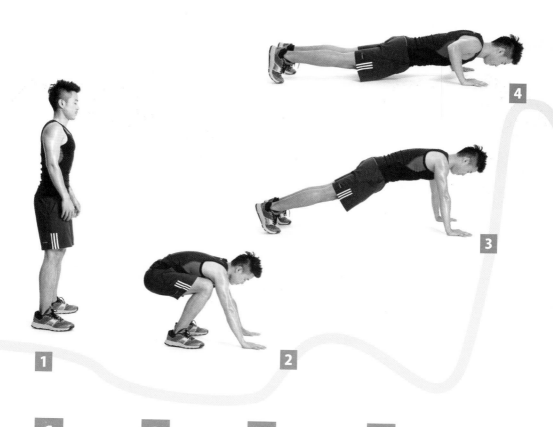

1 站姿，
双脚微开，
膝盖微弯

2 下蹲，
双手撑地

3 双脚往后跳，
让身体准备做
伏地挺身

4 做一下伏地挺身（进阶）

如果没办法做伏地挺身或往上跳，双手撑地后，再站起来就可以了。波比跳的强度较高，所以运动的效果很好，一下子就有飙汗的感觉，还是请大家量力而为，不要太勉强才好！

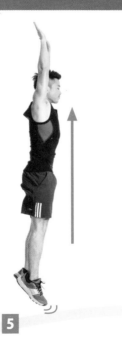

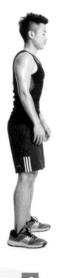

5

5
在伏地挺身往上撑时，连带跳起来

（进阶）

6
回复到原地站立的姿势

1 水平上推

这是一种加强上腹肌群的运动，主要是将双手水平往上推的仰卧起坐，也可以负重增加强度。

1 平躺在地，双腿屈膝，双臂伸直上举

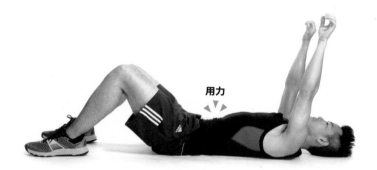

用力

2 卷腹，上身微微抬起，想象有一根绳子把双手往上拉

动作时腹部肌群用力，上去时吐气，回到原位时，头不碰地，重复双手上推的动作。

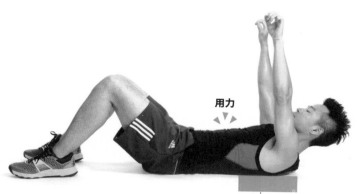

用力

下背不离地

2 坐姿左右转体

这是一种训练腹部核心的稳定的动作，想加强小腹平坦度的人，一定要练会这个！

1 坐姿，身体微微后倾，双腿屈膝抬起，核心收紧

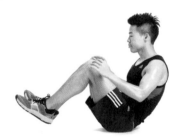

2 抱着一个有重量的球或想象手中有一个球都可以，身体左转右转

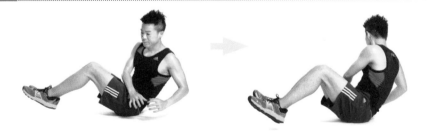

3 回到中间屈膝靠胸一次

动作中核心用力，上半身不要后倾太多，脚不碰地。

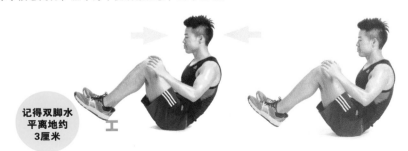

记得双脚水平离地约3厘米

3 登山式

登山式的英文叫Mountain Climber，是很好的全身性运动，这个动作有点像手脚并用要往上爬的感觉。因为上半身一直需要支撑，下半身需要来回动作，大腿会很酸，所以能训练到肌耐力。四肢还蛮忙的。

1 手掌撑地，双脚微开

做伏地挺身的初始姿势，核心用力。

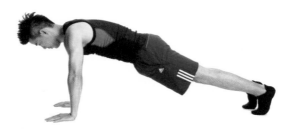

2 右脚往前踏，膝盖大约到胸口的位置，然后回正

注意背不要拱高，腰也不能下沉，核心收紧，可以锻炼核心和腿部肌群。

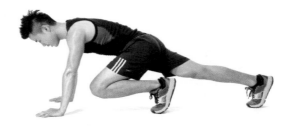

3 换左脚往前踏，重复刚才的动作

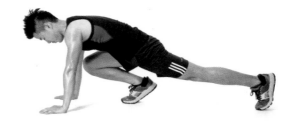

4 旋转登山式

这是登山式的变化式，一般的登山式膝盖往胸口踢，这个变化式则是右膝往左手肘靠，左膝往右手肘靠。通过扭转的动作，加强侧腹肌群。

1 手掌撑地，双脚微开

做类似伏地挺身的预备姿势，核心出力。

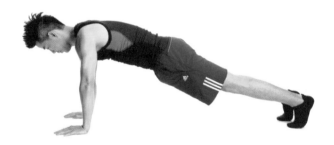

2 上半身不动，身体微微扭转，抬起右膝盖往左手腕靠近

腹部用力，侧腹肌要有扭转的感觉，回到初始动作，然后反方向做。

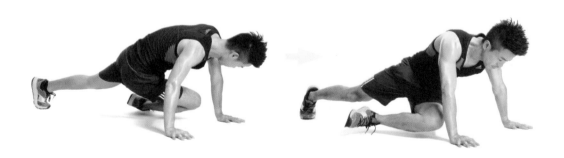

5 深蹲跳

深蹲跳是用来锻炼下半身肌力与爆发力的。这个动作的难度非常高，深蹲加上跳跃，相当累，但效果很好。

1 先做较低的深蹲

能力许可的人可蹲得低些，甚至可以尝试小腿肚碰到大腿后侧。

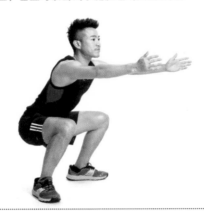

2 接着利用肌肉爆发力，用力往上跳跃

跳起来时需要很强的肌力跟爆发力。顺势往下再做一个深蹲，然后再跳。

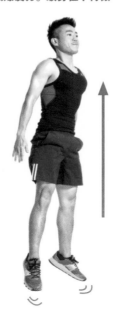

6 原地全力跳跃

这是训练腿的爆发力与协调性，也有十足刺激心肺的功能，要点就是尽量垂直跳，能跳多高就跳多高，以膝盖能碰到胸口为最佳。

1 双脚微开，膝盖微弯，身体放松

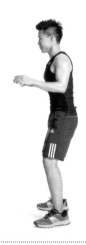

2 用全力原地向上跳，膝盖尽量往胸口靠

回到原地，稳定站姿后，再重复用力向上跳。

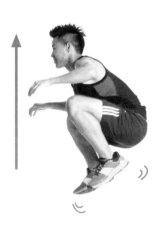

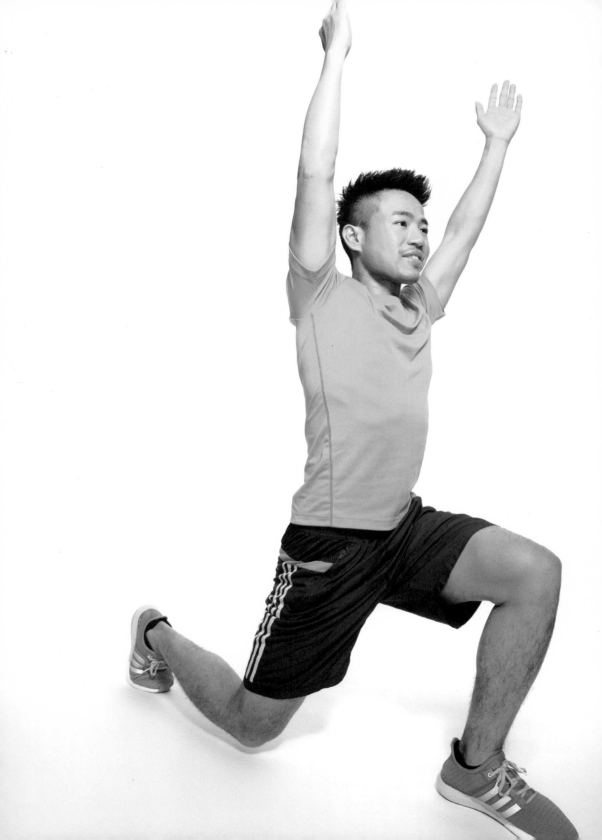

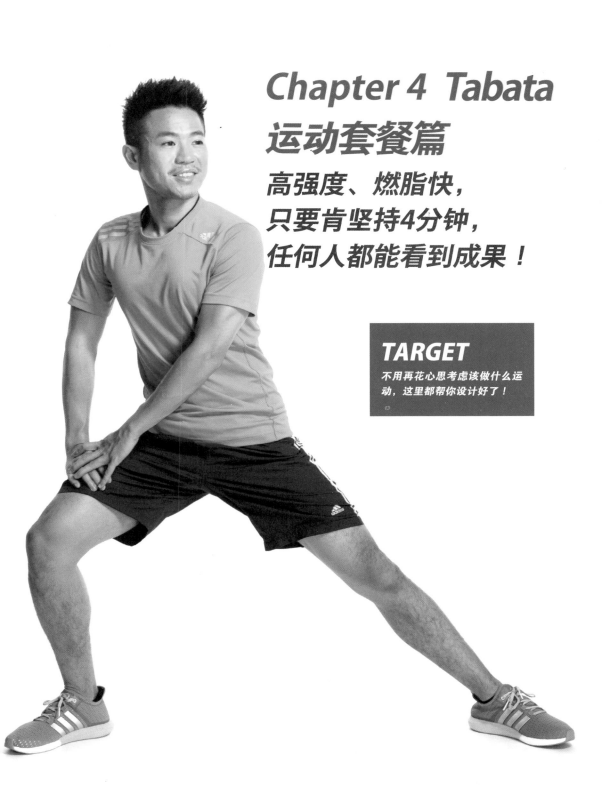

Chapter 4 Tabata
运动套餐篇
高强度、燃脂快，
只要肯坚持4分钟，
任何人都能看到成果！

TARGET
不用再花心思考虑该做什么运动，这里都帮你设计好了！

Section 1 实感！以最少时间，带来最强负荷的新运动

一休要带大家进入个人非常推崇，也天天实践的Tabata的世界！

我很喜欢Tabata间歇训练的理由是：强度够，时间短，在家就可以做，同时训练肌肉与心肺功能；现在就让我们一起动起来吧，我的肌肉已经跃跃欲试，等不及要飙一下了！

什么是Tabata间歇训练？这是一种高强度的徒手运动，也叫4分钟高强度间歇训练，由日本东京体训大学的教授田畑泉（Izumi Tabata）提出，这项训练强调在运动时，尽可能使用到最多的肌肉群，主要概念为"高强度""间歇"，利用运动20秒，休息10秒，持续8个循环，共4分钟的方式，提升心率，锻炼肌力；而间歇的用意，则是在高强度运动之间借由短暂休息，让身体重新利用肝糖跟乳酸系统产生能量。

可别小看这短短4分钟，Tabata Traning可是世界公认燃脂最快、最有效的训练之一，同时搭配饮食控制，就是瘦身的保证，而且身上会长出肌肉，让你的身体线条变得更迷人！刚开始练习

最大心率与最强心跳区间

做Tabata重视的是训练后的后燃效应，所以不要去算当下燃烧多少卡，重点是心率要达到80%以上，才是帮您燃脂比较有效的心跳区间。

有效燃脂的最大心率＝（220－年龄）×80%

以30岁的男生为例，220-30=190，运动时心跳到190下是他的最大心跳。要达到80%的心率，190×80%=152下，代表1分钟的心率达到152~160下，就是强度最高的心跳区间。

运动完马上量15秒的心跳，再乘4就是1分钟的心跳，或在运动时佩戴心率带或心跳表，也可监控你的运动强度是否足够！

的人，每周运动2~3天即可。当然，你也可以依个人状况调整！

如果你体重超重较多，或欠缺运动经验，通常慢跑这种有氧运动就可以先帮你燃烧脂肪，也有很好的减重效果。但有氧运动无法帮你增加肌肉，而且进行的时间太长，还可能减掉肌肉。Tabata有氧、无氧兼备，锻炼出的肌肉又可以提升基础代谢率！这就是我大力推荐Tabata的原因，因为我希望大家在减重的同时也锻炼出肌肉紧实的美感，而且不容易复胖，这才是重点啦！

做完 Tabata 之后，不运动时也能燃脂！

Tabata间歇训练利用自身的重量，做20秒休息10秒。20秒全力以赴，做8个循环，就能快速达到高强度有氧与肌力训练兼备的训练。它的效果卓越，能在短时间内帮助心率达到80%～90%以上，进而产生后燃效应，身体会在运动后的24小时内，继续进行有氧代谢，并且修复受损的肌肉，这过程会让你之后不运动时也能持续燃烧热量，从而达到减脂的效果。

> **在运动时间相同的情况之下，间歇运动燃脂的效率是一般有氧运动的六倍。**

Tabata间歇训练也是忙碌者的好选择。不必上健身房，只要在家里或找一块空地，就可以随时运动。因为这套运动一开始就要全力冲刺，所以务必先衡量自己的能力，确认自己的身体状态，而且一定要先做暖身运动；如果中途有任何不舒服或疑虑就要休息，千万不要逞强，不受伤且持之以恒的运动才是最重要的！

接下来我们要利用Tabata的特性来锻炼身体不同部位的肌肉。我设计的16组Tabata套餐针对胸肌、腹肌、深蹲、局部重点及全身的间歇训练，共分五大部分，包含不同强度。要特别说明的是，如果你是没有运动基础或肌力不足的新手，就请先从温和的初级版开始练习，不要直接跳到进阶版，因为进阶版会加入一些跳跃的动作，肌力不足的人万一受伤，就得不偿失了！

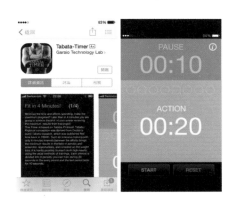

做 Tabata 间歇训练
前你需要准备：

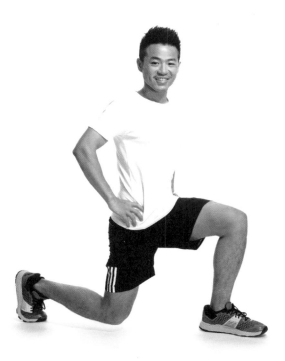

1. 球鞋（可选择）：保护足部关节。
2. 瑜伽垫：避免手肘、腰椎等直接接触地面，较不易受伤或不舒服。
3. 4分钟计时器：下载好用的手机 APP 程序。iOS 的系统，可搜寻 Interval-Timer，下载上图的程序。或搜寻 Tabata-Timer 也有很多相关应用程序可用。
4. 充分的动态暖身：Tabata 套餐强度较强，要先做本章第2节介绍过的热身运动再开始做。切记切记！

准备好了吗？让我们用4分钟来嗨一下吧！

这样练胸肌，胸线超好看！

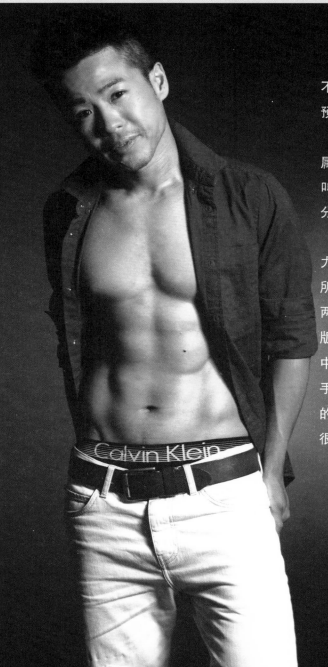

男生练胸肌理所当然！但是，女生也不要怕练胸肌，要胸形好看、提升胸形、预防胸部下垂，试试一号套餐。

胸肌是人体上半身的大肌群之一，属于可以通过锻炼长大的肌肉。最表层叫胸大肌，下一层为胸小肌，还可再细分为上胸、中胸与下胸。

训练胸肌大多通过渐进式增重的阻力训练，但一休因为没时间上健身房，所以依照间歇训练的概念，自己设计了两套伏地挺身Tabata；一号套餐是初级版的"跪姿伏地挺身"，二号套餐则是中级强度的"伏地挺身变化式"，通过手形与位置的改变，锻炼胸部不同部位的肌群。短短4分钟，针对胸大肌就有很好的运动效果。

练出好看的胸线

对象：初级者

1号套餐 跪姿伏地挺身

千万不要听到"伏地挺身"就倒退三步！别担心，这是简化版的伏地挺身，肌力不足的女生也能进行。除了有助于改善蝴蝶袖，还能让胸部丰挺向上、解决副乳困扰！如果想再靠近地板压下去一点也可以，但记得保持姿势的稳定。

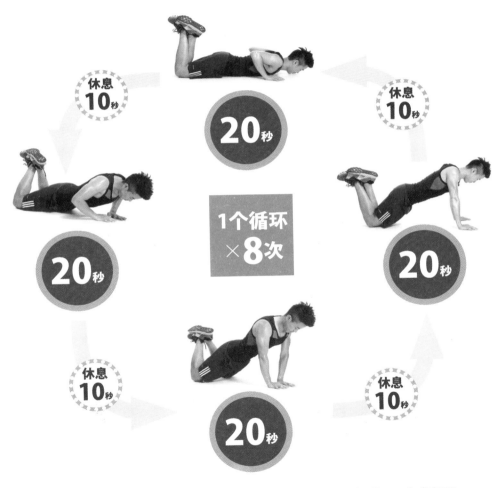

跪姿伏地挺身20秒→休息10秒，连续做8次为一个循环。

完美胸形再升级！

对象：初级者
2号套餐 伏地挺身变化式

通过上面那一关，这一关就可以再进阶咯！通过手形与位置的改变，协助锻炼胸部不同部位的肌群。这里结合了4个动作，较轻松与稍有难度的动作交替，依序完成，4分钟内可以更有效地达到锻炼胸肌的效果。

1个循环
×2次

1 跪型伏地挺身20秒

休息10秒

2 立姿伏地挺身20秒

1→2→3→4→1→2→3→4（中间各休息10秒，共4分钟）

一休说

以上4个动作，通过做20秒、休息10秒的时间分配，就可以在4分钟达到很不错的锻炼胸肌的效果。有一定运动基础的人，则可以尝试全改为立姿伏地挺身，大家也可以自行调整强度哦！

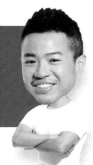

休息
10秒

3 心形伏地挺身 20秒

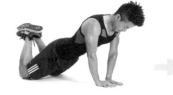 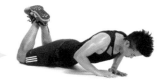

休息
10秒

4 宽距伏地挺身 20秒

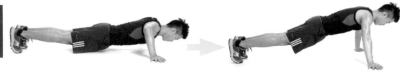

休息
10秒

Tabata 4分钟练腹肌

想解决肚子上的游泳圈，你该这样练！

　　保持完美腹肌是一休的最爱，依我多年苦练腹肌的经验，不用器材、徒手的腹肌运动最有效。腹肌运动的变化相当多样，不同的姿势可以锻炼到不同的肌群；只要通过4分钟的Tabata腹肌运动，持之以恒地锻炼，再搭配良好的饮食控制，想要有六块腹肌跟马甲线都不再是梦想哦！

　　针对腹肌，我归纳了初级版的"腹肌入门操""腹肌变化式""腹肌高阶版"和"专攻侧腹肌"的Tabata间歇训练，共4套组合。每一套各有4个动作串起来，每个动作做20秒，休息10秒，总共做8次，时间刚好4分钟。

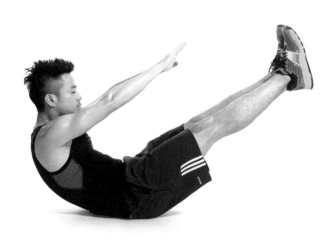

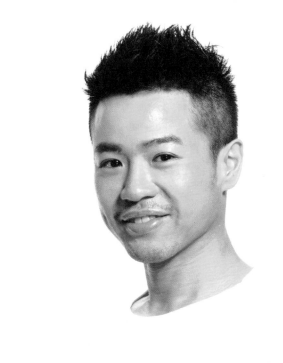
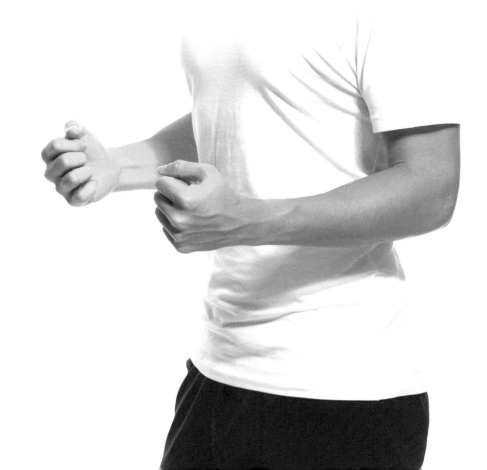

对象：初级者
3号套餐 **腹肌入门操** 甩开游泳圈

多数上班族都有游泳圈的困扰。只要4个动作就能锻炼到整个腹部肌群，一次4分钟，一天做3个循环就足够了。

1个循环×2次

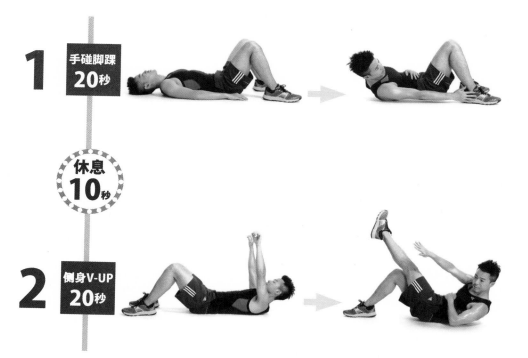

1 手碰脚踝 20秒

休息 10秒

2 侧身V-UP 20秒

1→2→3→4→1→2→3→4（中间各休息10秒，共4分钟）

一休说

有些人在锻炼时会觉得脖子酸，有一个要点要注意，上半身动作上去时吐气，利用横膈膜的力量把腹肌一起带上来，记得让腹肌收缩很重要，肌肉要收缩才会长大。如果不确定有没有用力正确，可以请人压着肚子看看，腹肌用力时摸起来比较硬。

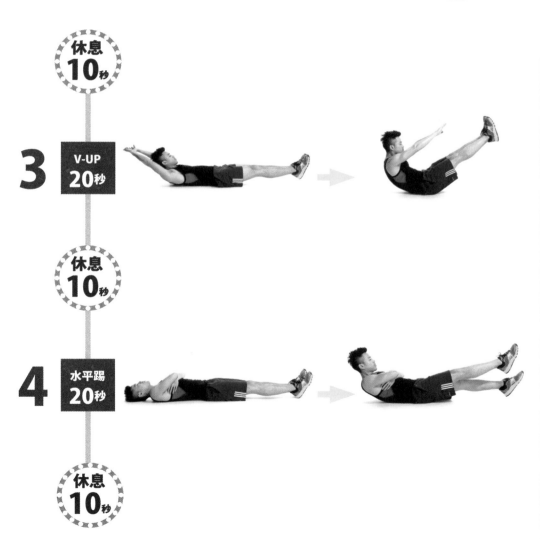

休息 10秒

3 V-UP 20秒

休息 10秒

4 水平踢 20秒

休息 10秒

对象：初级 ⊃ 中级

4号套餐 腹肌变化式

当你的腹肌入门操做得还不错之后，小腹缩小了，就可以开始进阶了。如果男生想要打造六块肌，女生想要打造川字腹肌，一定要先把这个练起来！

1个循环 ×2次

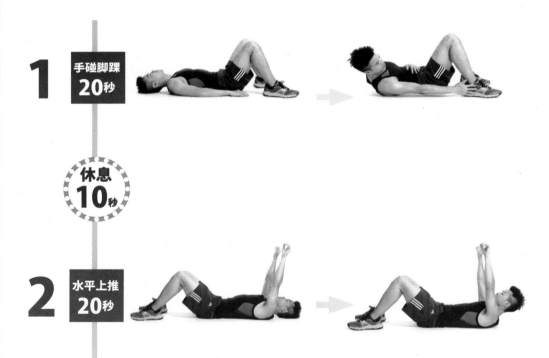

1 手碰脚踝 20秒

休息 10秒

2 水平上推 20秒

1→2→3→4→1→2→3→4（中间各休息10秒，共4分钟）

腹肌套餐

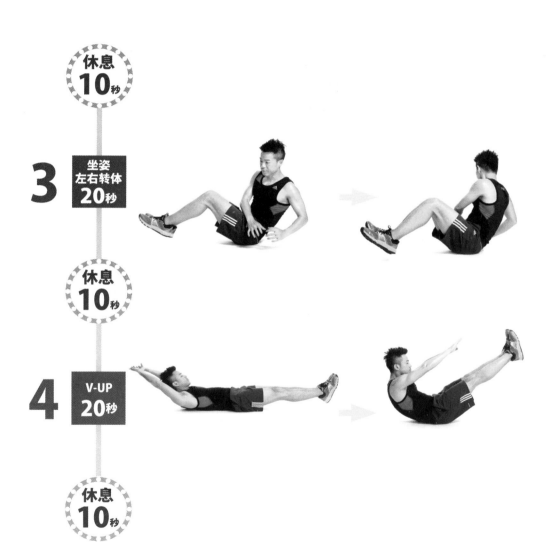

休息
10秒

3 坐姿
左右转体
20秒

休息
10秒

4 V-UP
20秒

休息
10秒

对象：高级者
5号套餐 腹肌高阶版

相信我，4分钟就能打造腹肌！不要小看这4分钟，有时连一休都觉得这是人生中最漫长的4分钟。哈哈！腹肌高阶版，适合做前一套中级版不觉得吃力或运动经验很丰富的朋友。如果你是新手，可以先从前面的Tabata初级或中级开始哦！这套腹肌高阶版做1个循环连一休都觉得蛮累的。如果你想试试看，可以休息1分钟再重复做1个循环。如果一天做3个循环，强度已经足够了。

1个循环 ×2次

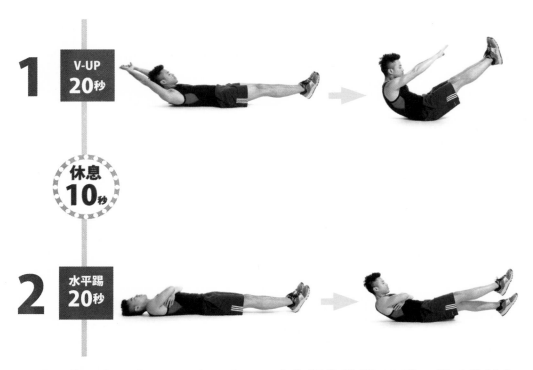

1 | V-UP 20秒

休息 10秒

2 | 水平踢 20秒

1→2→3→4→1→2→3→4（中间各休息10秒，共4分钟）

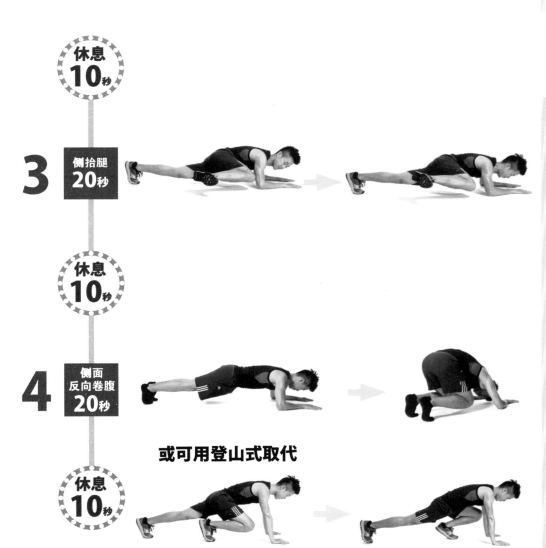

**休息
10秒**

3 側抬腿
20秒

**休息
10秒**

4 側面
反向卷腹
20秒

或可用登山式取代

**休息
10秒**

消灭马鞍肉

对象：初级者
6号套餐 专攻侧腹肌

如果你肚子的脂肪不是太厚，辛苦练腹肌的成果就会反应在线条上，尤其大家都爱人鱼线和马甲线。我特别设计了专攻马鞍肉的这组套餐，每天练1～2次就可以。脂肪降低后，肚子上的线条就是甜美的果实啦！

1个循环
×2次

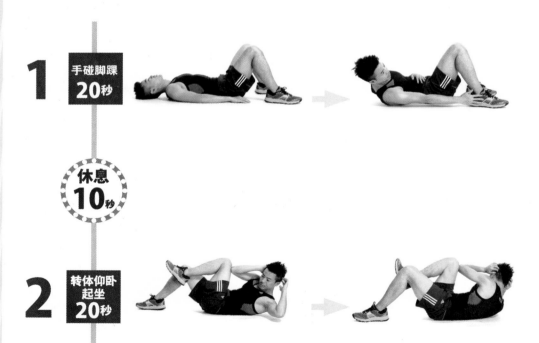

1 手碰脚踝 **20秒**

休息 **10秒**

2 转体仰卧起坐 **20秒**

1→2→3→4→1→2→3→4（中间各休息10秒，共4分钟）

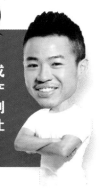

有些人反映做腹肌运动时肌肉竟然不会酸……怎么可能？看了他们的动作才发现，他们只做了样子，却没有用到或用对力。肌肉必需通过确实的向心跟离心的收缩，才会产生效果！如果只是软软地做，一点儿效果也没有。抓不到诀窍的人，可以在运动做到位时，试试看再用力一些，让肌肉出力。这点大家可以留意，仔细感受一下！

腹肌套餐

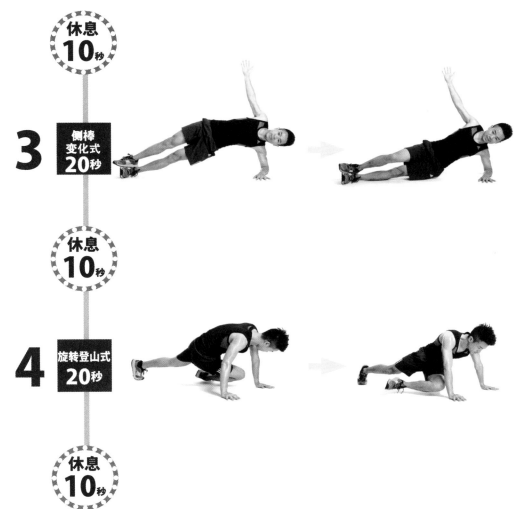

休息 10秒

3 侧棒变化式 20秒

休息 10秒

4 旋转登山式 20秒

休息 10秒

这样蹲！练出结实翘臀！

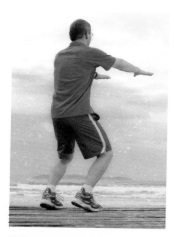

这样做就是膝盖先启动，后脚跟先起，很容易受伤。

在做深蹲之前，还是先跟大家说一下观念的问题。很多人会问，深蹲时，膝盖到底能不能超过脚尖？答案是可以！为什么众说纷纭呢？今天一休就跟大家再解释清楚点！

深蹲到底可不可以超过膝盖？

一开始对于初学深蹲的朋友，会给他们膝盖不能超过脚尖

这个指示，是因为没有学过这个动作的人，很容易像在做健康操一样，第一个动作下去的都会是用膝关节来启动。做起来就像这样！（见左图）

如果你的第一个动作是用膝关节启动，身体的力量都会靠膝盖来承受，就有造成膝盖受伤的风险！

正确的深蹲，第一个动作应该要靠髋关节来启动。当你正确地使用髋关节，接着继续动作，就像是要往下或往后坐椅子一样，身体的重心跟受力会在髋关节，就不易造成膝盖的压力，也能正确锻炼到下半身的肌群！

因为每个人的小腿长度不一样，有人可能比较高，或胫骨比较长，就算正确地使用髋关节启动，蹲下时膝盖也还是超过脚尖，那就是正常的。只要你注意

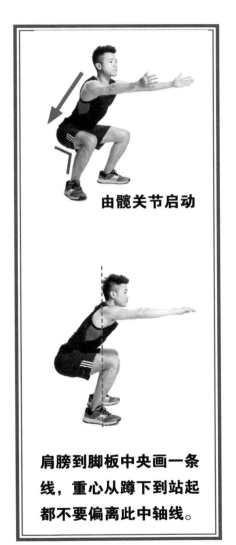

由髋关节启动

肩膀到脚板中央画一条线，重心从蹲下到站起都不要偏离此中轴线。

启动的顺序，是不是先启动髋关节就可以了。

针对深蹲，我整理出初级的基础深蹲、深蹲中级版和深蹲变化式，三套不必去健身房就能自己在家雕塑身材的徒手深蹲Tabata，4分钟就能练出物超所值的运动效果。老是喊着没时间运动的人，这下可没有借口了吧！

对象：初级者

7号套餐 深蹲基础版

深蹲的所有变化都是由基础深蹲而来，所以这个姿势一定要做标准。手可以放在胸前或耳后。我是每20秒最少做15下深蹲，如果把做20秒深蹲＋10秒休息作为1个循环，4分钟做8个循环，可以做120下深蹲。你看，每天100下深蹲真的不难，很适合刚开始练深蹲的朋友。

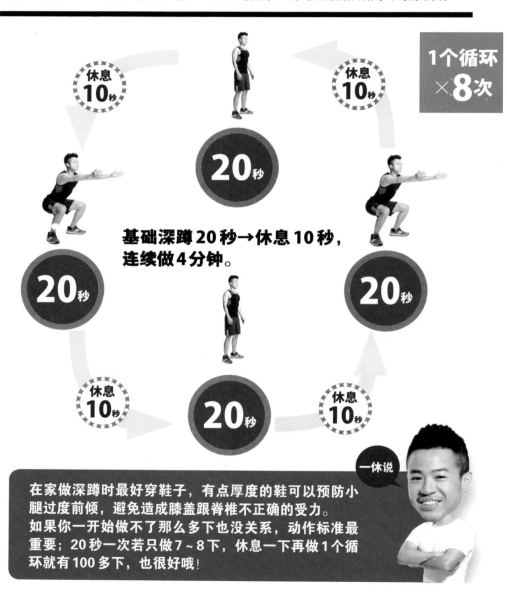

1个循环×8次

休息 10秒

休息 10秒

20秒

20秒

20秒

20秒

休息 10秒

休息 10秒

基础深蹲20秒→休息10秒，连续做4分钟。

一休说

在家做深蹲时最好穿鞋子，有点厚度的鞋可以预防小腿过度前倾，避免造成膝盖跟脊椎不正确的受力。
如果你一开始做不了那么多下也没关系，动作标准最重要；20秒一次若只做7~8下，休息一下再做1个循环就有100多下，也很好哦！

8号套餐 深蹲中级版

对象：中级者

如果你已经做了一段时间的深蹲，每一下动作都很到位了，一般徒手深蹲已经不太累，肌力也很适应了，这时你就可以增加强度，最好的方法是增加负重。如果不去健身房或家里没有健身器材，要增加负重比较难，这时就可以试试 Tabata 8 号套餐的训练，增加徒手深蹲的强

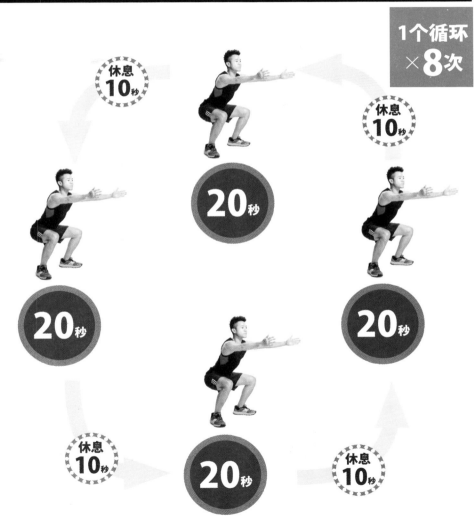

1个循环×8次

休息10秒

休息10秒

20秒

20秒

20秒

20秒

休息10秒

休息10秒

20秒

（基础深蹲20秒→休息10秒）（休息也保持蹲着不动的姿势）

对象：高级者

9号套餐 # 深蹲变化式

　　这是进阶高强度的动作，混合了跳跃动作，有难度最高的两种深蹲加跳跃的变化式。因为强度很高，所以配了二次的基础深蹲来平衡一下；如果你的肌力还不够的话，要量力而为。

1个循环×2次

1 基础深蹲 **20秒**

休息 **10秒**

2 相扑深蹲 **20秒**

1→2→3→4→1→2→3→4（中间各休息10秒，共4分钟）

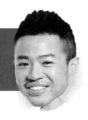

每20秒建议做12~15下；一开始做不了那么多下也没关系，每一下的动作做到位最重要。

深蹲套餐

休息
10秒

3 基础深蹲
20秒

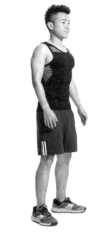

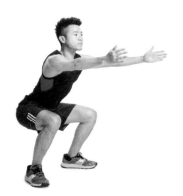

休息
10秒

4 深蹲跳
20秒

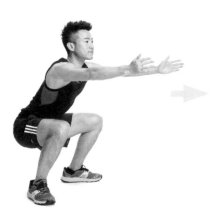

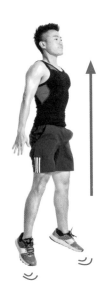

10号套餐　三招循环波比跳

TABATA

波比跳结合深蹲、跳跃和伏地挺身这三个动作，可以锻炼到上下肢，几乎全身上下 70% 以上的肌肉群都可以训练到，C/P 值非常高，是非常好的全身运动。把波比跳 Tabata 的时间搭配起来，就成了超燃脂的 4 分钟波比操。

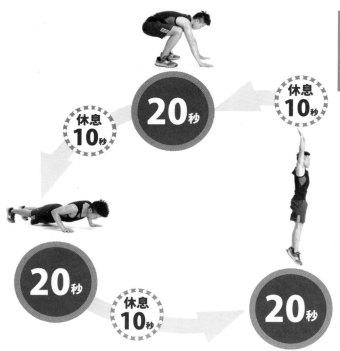

1个循环×3次

重复波比跳20秒 → 休息10秒 → 再重复一次

一休说

每20秒一般可以做5～6下波比跳，速度快一点儿可以做到8下，最累的就是跳起来的动作，所以如果体能状态好，最好还是做完整！我一次会做3个循环波比跳，4分钟大概做到120下，运动强度足够了！

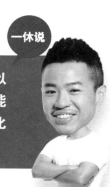

局部套餐

Tabata 4分钟练局部
这样跳跃，甩掉脂肪，
塑造紧实身形！

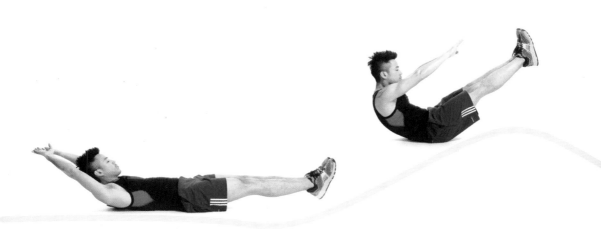

用Tabata原理来设计的伏地挺身与V-UP的混合版，有一定的强度，很适合在家做！

这里我选出C／P值很高的波比跳、平板支撑、伏地挺身和仰卧起坐这四个动作，归纳出三套结合Tabata的高效运动组合，分别是"波比跳Tabata""平板支撑变化"与"胸肌×腹肌Tabata"。大家一起来练习，效果很好哦！

TABATA

11号套餐 平板支撑变化

近来大家疯做平板支撑，这个动作真的很适合想在家运动的新手们。一个人的核心肌力强，对生活起居也很有帮助。平板支撑变化Tabata是平板支撑的进阶版，除了腹肌的肌群，对于涵盖大腿和上半身的核心肌群都是很好的训练，不出门也能做足运动！

1个循环
×2次

局部套餐

1 | 侧面抬腿 **20秒**

休息 10秒

2 | 滑步 登山式 **20秒**

1→2→3→4→1→2→3→4（中间各休息10秒，共4分钟）

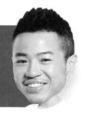

平板支撑变化Tabata做完一套就蛮累的，基本上一天从做1个循环开始，慢慢就可以做2个循环、3个循环……，你会更加得心应手！

局部套餐

休息
10秒

 3 平板支撑反向卷腹 **20秒** 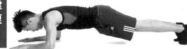 →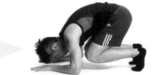

休息
10秒

4 侧面反向卷腹 **20秒** 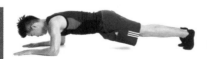 →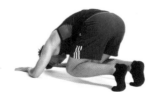

对象：中级者
12号套餐 胸肌×腹肌 mix版

TABATA

伏地挺身、V-UP这两个动作，是我在家最常做的运动，不管新手或老手，都很适合用这个基础动作。用Tabata原理设计的伏地挺身与V-UP的混合版，虽然动作简单，但有一定的强度，很适合在家做！

1个循环 ×4次

局部套餐

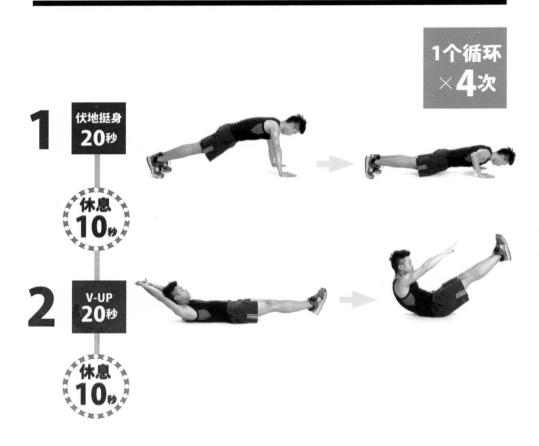

1 伏地挺身 20秒

休息 10秒

2 V-UP 20秒

休息 10秒

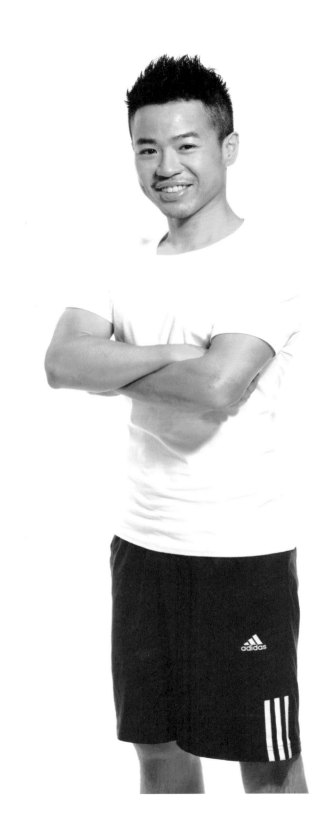

Tabata 4分钟练全身
快来战胜全身脂肪！

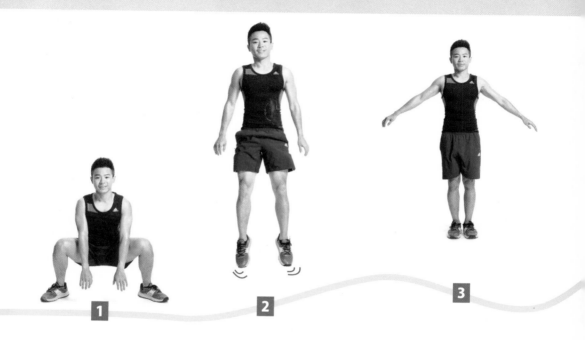

你相信吗？每天只要花4分钟，就可以达到瘦身的目的。Tabata高强度间歇训练通过有氧运动跟无氧运动的交替循环，达到增加心肺功能和肌力的效果，打破了以往运动就是要靠长时间、低强度的有氧运动才能锻炼心肺跟消脂的观念。

这里我归纳出针对全身温和版、中级版、高级版以及超越极限版共四套Tabata间歇运动组合，全身肌肉都能锻炼到。每一套各有4个动作串起来，每个动作做20秒，休息10秒。

对象：初级者

13号套餐 全身燃脂·温和版

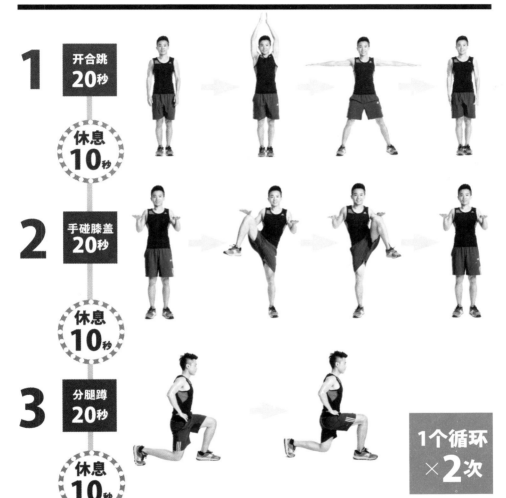

1 开合跳 **20秒**

休息 **10秒**

2 手碰膝盖 **20秒**

休息 **10秒**

3 分腿蹲 **20秒**

休息 **10秒**

1个循环 ×2次

4 跪姿伏地挺身 **20秒**

全身套餐

1→2→3→4→1→2→3→4（中间各休息10秒，共4分钟）

14号套餐 全身燃脂·中级版

不用跳的TABATA

为了锻炼肌力达到最佳效果，Tabata会加入跳跃动作，但考虑到有人担心跳跃对膝盖压力较大，或夜间在家怕吵到邻居不适合跳跃，我也整理出一套"不用跳"的Tabata。适合觉得温和版太轻松、高阶版又太累的朋友，只要花4~8分钟，就能达到有氧运动30~60分钟的效果。

1个循环 ×2次

全身套餐

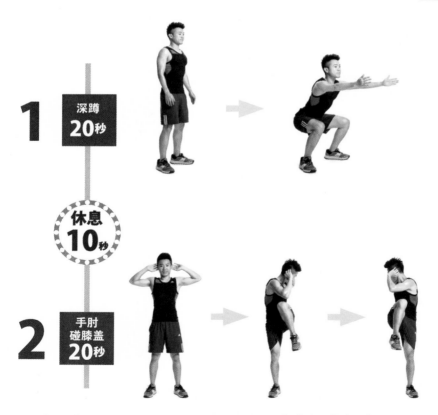

1 深蹲 20秒

休息 10秒

2 手肘碰膝盖 20秒

1→2→3→4→1→2→3→4（中间各休息10秒，共4分钟）

120

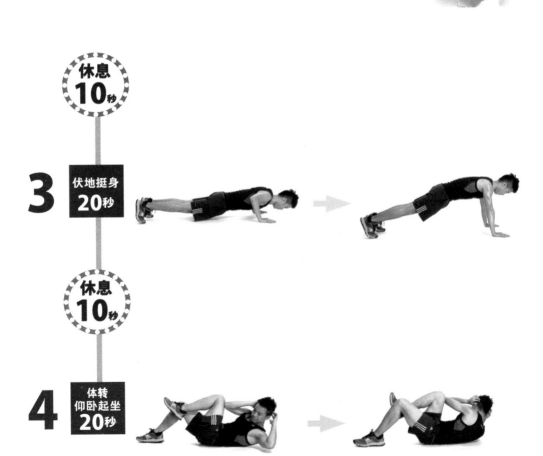

一休说

高阶版已经很有难度了，大家不要太勉强哦。Tabata 的特点就是要在 20 秒内全力以赴；以我自己来说，就算肚子再痛、大腿再抖，我都会咬牙撑下去，因为训练就在你快撑不下去时最有效；但还是要量力而为，如果你在运动过程中感到不舒服，暂停先休息，以免运动伤害。

休息 10秒

3 伏地挺身 20秒

休息 10秒

4 体转 仰卧起坐 20秒

全身套餐

对象：高级者
15号套餐 **全身燃脂·高级版**

接着进入强度更高、适合想要更上一层楼的朋友，这一套也是我自己平常训练时做的动作。总共4个动作，以全身性的动作锻炼下半身的肌群为主。

一开始可以做1个循环试试，觉得还OK的话，休息1~2分钟再做1个循环。

一休说

我自己做这一套会做3个循环，每个循环之间只休息1分钟……做到第3循环时，大腿已经酸到爆，心跳也到快爆掉的程度，但很过瘾。不是所有人都受得了，所以请大家量力而为。

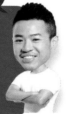

1个循环 ×2次

1 分腿蹲跳 **20秒**

休息 **10秒**

2 深蹲跳 **20秒**

全身套餐

1→2→3→4→1→2→3→4（中间各休息10秒，共4分钟）

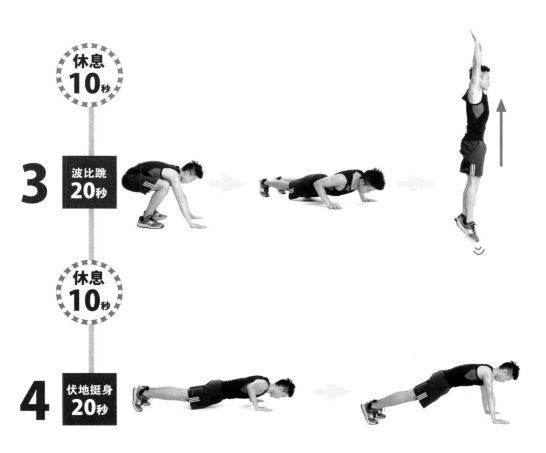

全身套餐

对象：高级者
16号套餐 全身燃脂·超越极限版

TABATA

一山还比一山高，绝对是真的！一休分享完自己平时练习的全身 Tabata 高级版之后，网络上已经累计超过 150 万人次观看，竟然还有很多厉害的粉丝嫌强度不够！

这套运动着重于全身性的爆发力与肌耐力，做完一套，几乎全身都锻炼到了。

1个循环 ×2次

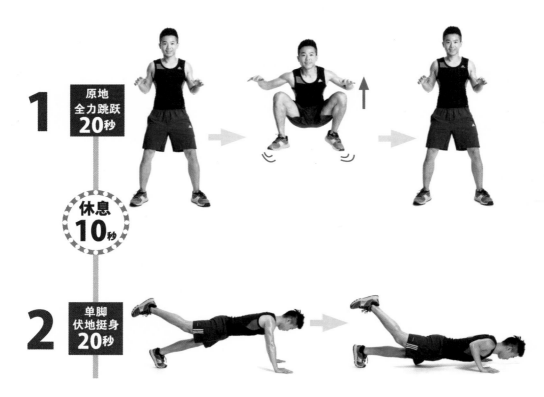

1　原地全力跳跃 20秒

休息 10秒

2　单脚伏地挺身 20秒

1→2→3→4→1→2→3→4（中间各休息10秒，共4分钟）

全身套餐

一休说

以我来说，每个动作20秒内做15～20下强度最有效，如果做完一个循环还有体力，可以休息1分钟再做1个循环。我的最高纪录是连续做4分钟休息1分钟，做了10个循环，总共50分钟，隔天全身肌肉酸痛到爆炸，有兴趣的人可以试试看……

Tabata最累的是20秒内都要全力冲刺，中间只能休息10秒；但每个人20秒的次数与强度都不同，只要全力以赴，持之以恒，就会看到进步！

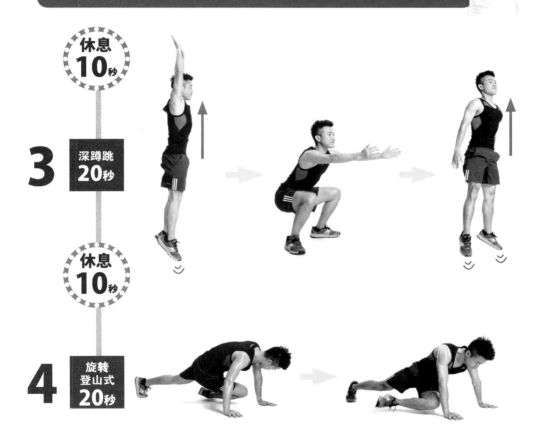

休息 10秒

3 深蹲跳 20秒

休息 10秒

4 旋转 登山式 20秒

全身套餐

警语
如果你体重过重、血压过高或有心脏病史，请跳过这组动作。

Section 2 运动后记得做拉伸，线条才会好看！

一定要拉伸吗？意义何在？

运动前要热身，是为了让肌肉及心脏做好准备再开始运动，避免肌肉拉伤与心脏太大的负荷，着重于动态的伸展；运动完之后，身体需要静态的伸展，拉筋松弛的拉伸动作同时也可以达到缓和的目的。

但是有很多人会直接跳过伸展，可能运动很累、很喘，运动时间一到就想直接坐下来休息，其实花几分钟拉拉筋、伸展肌肉，好处多多。

运动后的伸展除了有助于改善肌肉酸痛之外，还可以帮助身体的肌肉线条更修长匀称。虽然每个人天生的肌群形状长得就不相同，但我们还是可以靠后天来改善。所以，如果你嫌拉伸麻烦，结果可能会使鼓胀的肌肉欠缺延展，反而长成了不太好看的形状。一休建议你，利用运动后的时间，将肌肉拉一拉，线条才会修长好看哦！

重点是肌肉有伸展，才会好放松

另外，很多女生在健身时都会有一个烦恼，就是怕做了运动后肌肉会变大，会太明显。所以各位美眉熟女朋友们，切记，一定要做拉伸动作啊，这样肌肉才不会"结成块"！

另一个问题是，运动完可不可以马上洗澡。我会建议，运动完，通过拉筋伸展可以让心跳缓和一点，也可以让身体流一下汗。既然运动毛孔都打开排汗了，就不要急着冲水把它关起来。让身体好好地流汗也有排除部分毒素的效果！运动完10~15分钟之后再去洗澡。

一般拉伸的时间差不多在10到15分钟，不要太短也不要太长，像我平时常用按摩滚轮来放松紧绷的肌肉，这也是拉筋之外很好的一个方式！

拉伸套餐 缓和拉伸动作

拉伸一样要避免运动后肌肉拉伤。为了让僵硬、充血的肌肉放松下来，借由拉筋伸展、按摩缓和都是可以的，同时也可以让肌肉的线条更修长好看。所以，千万不要嫌拉伸麻烦哦！

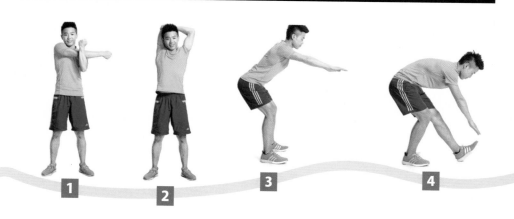

1. 三角肌跟胸大肌的伸展

· 左手打横贴在胸前

· 右手臂向上勾起夹住左手臂，跟左手臂呈十字形，心中默数10秒左右，可以感觉到胸大肌的拉扯

· 左右手姿势交换，感受肌肉的伸展

2. 伸展三角肌跟阔背肌的伸展

· 右手上举过头往后，手指摸到左边肩胛骨的上缘，手肘向上

· 左手扶右手手肘，往下压

· 胸口挺直，不要驼背，收下巴，头往后顶，除了往后之外，身体可以往左边微微伸展，有伸展侧腰肌肉的作用，差不多停留10秒

· 左右手姿势交换

3. 大小腿后侧的伸展

· 双脚打开与肩同宽，膝盖微弯

· 身体从髋部弯曲向下折，尽量与大腿成水平线，要有臀部往后推的力量

· 重心放在臀部，上半身伸直前倾，不过度弯曲腰椎，以免造成压力过大

· 腿不动，双手带动上半身朝地面延伸，感受到屁股到大腿后侧肌肉的紧张感

4. 小腿肌肉的伸展

· 左脚微蹲，右脚往前伸直

· 手掌往前触碰右脚的脚尖，帮助舒缓肌肉回复自然漂亮的线条

· 左右脚交换

拉伸套餐

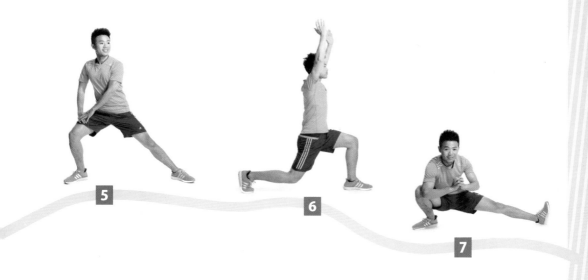

5.内收肌的伸展

· 双脚打开呈马步姿势

· 左脚伸直，右膝微弯，把重心往右膝靠，膝盖不超过脚尖

· 上半身轻轻上下晃动，伸展到大腿内侧的肌肉

· 换边再做一次

6.胳腰肌的伸展

· 右脚往前90度呈"弓"字形，右脚往后尽量拉直伸展，前后两脚的脚尖都要尽量朝前，弯曲脚的膝盖不超过脚尖，也就是弓箭步

· 双手伸直往上伸展，腰部下压，用轻点的方式逐次伸展

· 换边再做一次

7.臀大肌跟内收肌的伸展

· 用蹲下的动作，把左脚往左边伸展，右脚呈下蹲的动作

· 右脚底整个贴地，左脚脚尖朝上

· 把右手撑在右膝的膝盖内侧，往右膝的内侧推，大腿内侧的肌肉应该很有感觉

· 换边再做一次

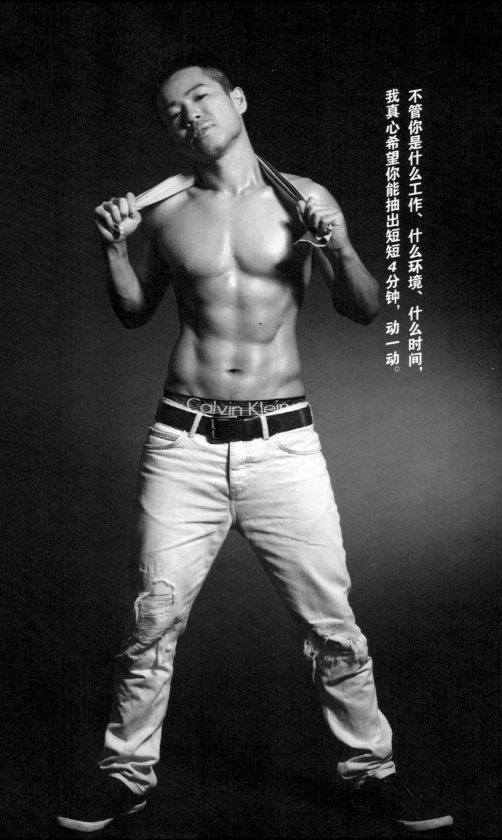

不管你是什么工作、什么环境、什么时间，我真心希望你能抽出短短 4 分钟，动一动。

因为在我的社团里，各行各业、各种身份的人，
都用简单的方法，跟我一起瘦了下来。

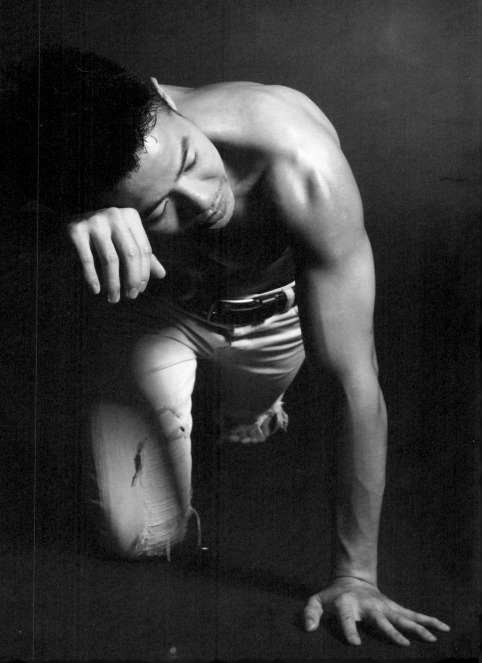

瘦下来不是目的，外在变美变帅只是附赠的，真正的礼物，是来自内心的改变。

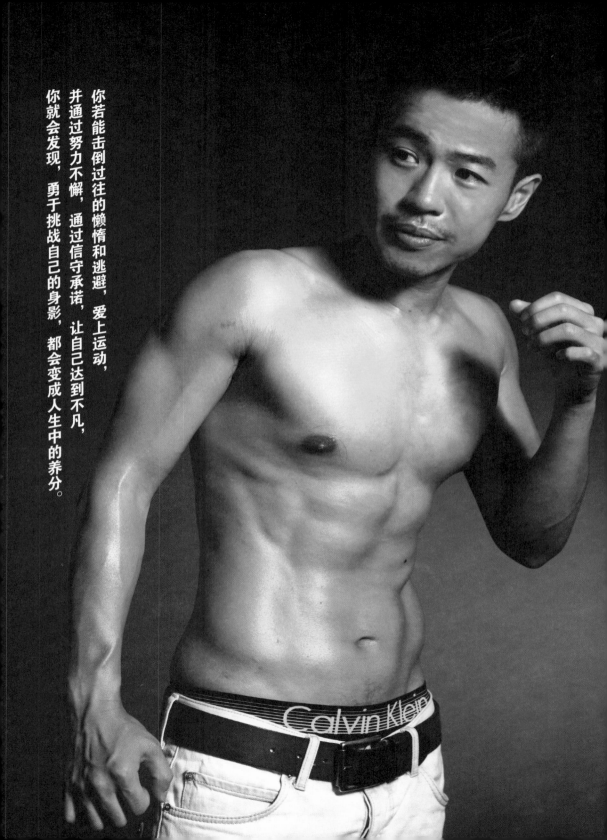

你若能击倒过往的懒惰和逃避，爱上运动，并通过努力不懈，通过信守承诺，让自己达到不凡，你就会发现，勇于挑战自己的身影，都会变成人生中的养分。

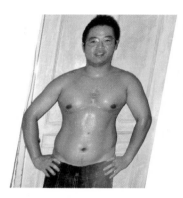

你看，以往最爱淀粉和油炸物的我，
也能瘦得健康、线条结实。
我办得到，你也一定行

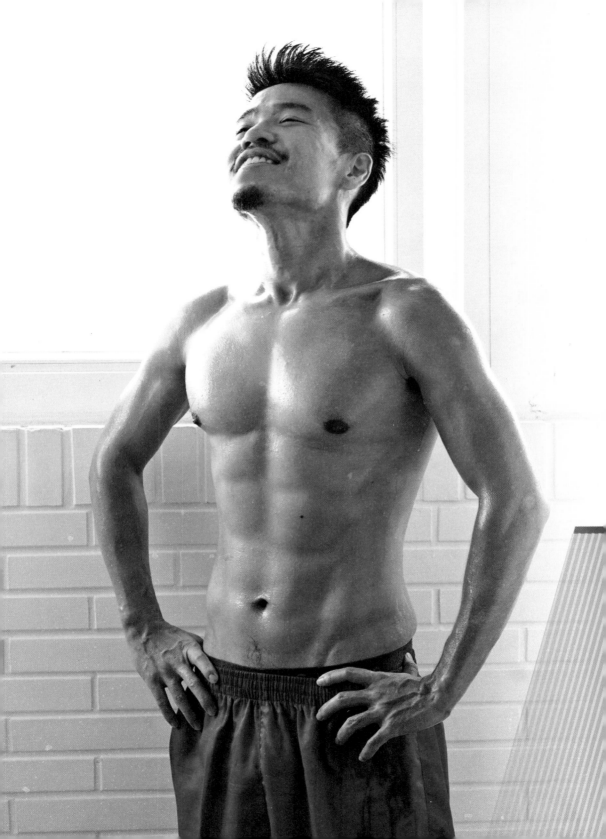

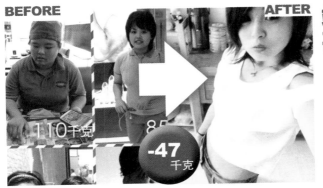

把瘦身变开心，全世界都会来帮你！

翊芸

体重	110千克	-47千克	63千克
体脂肪	40%	-15%	25%

　　从小到大体重都维持在70到80千克，别人说我胖也不在意，与男友在一起后更是胖到110千克。因为身边好友都直言我太胖，看了恶心，我才开始减重，当时花了9个月的时间减到80千克。因为是不堪旁人眼光才半推半就减重的，所以我自己减得很不开心，减到80千克时甚至还自我感觉良好，觉得自己很漂亮了，不用再瘦了。

　　就在我减到79千克时，某一天被一个男生从楼梯上推倒，他还骂我，说我这么胖，叫我别挡路。我顿时心生不悦："难道我真的胖到男生都要轻视我，对我这么没风度吗？"这个体认激发了我的决心，决心认真执行减重计划。一开始我尝试代餐什么的，虽然真的会瘦，但一停用就复胖。

把每餐都变好吃，吃起来才不腻

　　后来我加入一休的粉丝团，认真运动与健康饮食，学到只有饮食营养均衡，才不会复胖。很多正在减重的人都觉得水煮餐超难吃，但我会尽量把水煮餐弄得有趣好玩！就这样三个月后，从79千克再瘦到63千克！

　　就像一休说的："你是想不正确地减一辈子，还是好好地减一阵子？"我告诉自己，一次减到目标就好，就这样坚定决心努力下去。没想到单纯为了减肥的我，也会有爱上运动跟健康饮食的一天，这是意外的收获！

一休：

　　受到坏男生欺负的翊芸，并没有自怨自艾，觉得全世界都对不起她，而是用正面积极的态度迎战！你用什么心态去面对讥讽你的人？我喜欢翊芸的正面态度，更喜欢她瘦下来之后散发的自信光彩！你准备好了吗？

137

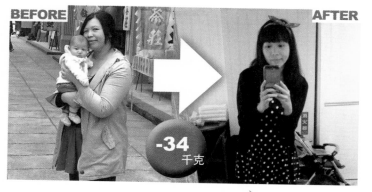

生完三个绝对瘦得回来！怀孕前后一定要看这篇。

慧洁

体重	94千克	-34千克	60 千克
体脂肪	45%	-14%	31%

我20岁起体重就超过80千克，生了三个孩子后，更是接近破百。胖了14年，没有人相信我瘦得下来，就连我自己也不相信！

危机就是转机！正视自己，砍掉重练

我在人生低潮时遇到了三宝爸。他并不在意娶个胖老婆，但我因为胖而自卑，怀疑我那么胖他爱我什么。他为了让我安心，只要出门就牵着我。婚后我去做了检查，才发现患有多囊卵巢症候群，会有月经不来、爆肥等问题。好不容易怀孕后，苦难才刚开始，经历了妊娠高血压、水肿，差点儿连孩子都保不住。后来医生告诫我"体重控制是最好的药"，我才决心面对！

减肥一定要吃淀粉

减肥是一场马拉松，持之以恒最重要。要持久，三餐就得正常吃。我参考一休的菜单，均衡摄取各种营养。记住！不要怕淀粉会胖而不吃，像我不爱饭和面就改吃地瓜。最重要的是水，我一天至少喝两千到三千毫升。精致蛋糕面包类，一概不碰。偶尔假日出游聚餐，也会放松享受。

饮食这个大原则守住后，剩下就是运动的辅助了！

刚开始运动时，由于突然运动加上身体太重形成乳酸堆积，造成全身酸痛，我非常痛苦。后来看了一休的系列肌力训练影片和文章，易懂，好执行。先以有氧运动为主，后来增加无氧运动，渐渐地，身体习惯了，体重也开始下降。

我是个全职妈妈，运动多是利用小孩午睡或清晨的时间。各位妈妈，在用心经营家庭，把小孩、老公照顾好之余，一定也要把自己照顾好！也许有人要问我，你老公鼓励你了吗？没有！甚至还说不需要减肥讨好他。姐妹们，减肥要为自己减啊！

现在的我，心中充满正能量，也感染了家庭气氛，亲子的关系更亲密。原来，瘦下来的世界是如此美好！

一休：

慧洁的故事太激励人心了！既然要做，就要做到最好！比起身材的转变，心里的转变更可贵！记住，没有做不到的人，只有不去做的人。

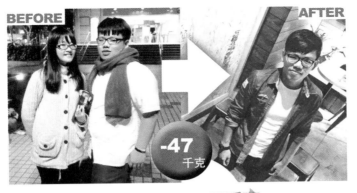

体重	**122千克**	-47千克	**75千克**
体脂肪	**31%**	-16%	**15%**

从有记忆以来我就是个胖子，幼儿园时曾被说小时候胖不是胖，但从小学、初中到高中，"小胖"这个外号跟我形影不离。小学时最胖86千克，初中97千克，高中116千克，上大一时已胖到122千克了！

记得减肥开头的两个多月，我什么都不懂，只知道要少吃多运动，就这样持续了几个月。后来经人介绍看了一休的粉丝页，我才知道自己有很多观念都是错的。运动我也分享一下，胖胖的我刚开始时每天两组中级版Tabata，再搭配慢跑两千米，等适应后，慢慢地变成每天中级版Tabata，并追加腹肌版Tabata，最后再慢跑两千米。

加入社团，发现饮食和运动有更多选择

我基本上是个"外食族"，早餐主要就是无糖豆浆加馒头加蛋，中午、晚上大多吃面店跟小吃店。因为小吃店的东西几乎都是水煮的，像豆干、素鸡等蛋白质食物，烫青菜不加油，再搭配一些例如汤面或干面等淀粉类的主食。

一年前，我还是122千克的大胖子，现在只剩75千克！算是身材尚可的男生，这是我过去不敢想象的，自己胖了一辈子也能翻身。现在跟朋友出去玩，我再也不会害怕脱衣服秀身材了！

感谢一休，让我知道减重也可以吃得丰富有趣，让我拥有更多的饮食和运动上的选择。我希望通过分享，让大家知道像我这么胖都能做到，没有谁办不到！

一休：

20岁出头的匡佑还年轻，很高兴他在这个年纪就发现健康的重要性，如果他不改变，等着他的会是更恐怖的未来！减重不是一条舒适轻松的路，但是因为胖过，我们才真正懂得享受瘦下来的美好！

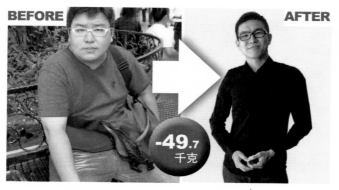

我曾经乱减肥到
胃肠坏光光！
健康瘦真的很要紧！

大强

-49.7千克

体重	125千克	-49.7千克	75.3千克
体脂肪	38%	-22%	16%

三年前，我是个超过120千克的"肥宅"。从小到大，我跟肥、胖、宅都画上了等号！没错，我就是个吃货。大学新生体检显示，我的身体年龄已经60岁了。我还是不为所动，在麦当劳买了全家餐，一个人吃完后觉得自己超会吃，很了不起！

我第一次减肥采用激进的手段，完全不吃，只喝鱼汤，虽然减了20千克，但胃肠坏掉了，还马上复胖！就在某次参加进香团的长途车上，很凑巧，一直看到同一部电影，我疯狂地喜欢上女主角！剧中她扮演鼓励人勇于改变的角色，看着看着，我就思考：如果我哪天也去追星，她看到我恐怕会吓得退避三舍吧！于是我决心挑战自己，改变自己！

因为体重和体能的压力，我只能原地踏步、高抬脚！一开始能坚持下去的方式也很简单，就是边看她的影集边运动，看完也重新刺激了一次自己，要努力朝她迈进！而我的同事也给了我一个非常重要的建议："做报表每天记录成果。"进入强烈的"撞墙期"后，开始了增强体力的慢跑，但仍旧没办法突破，身边的人都说我瘦得苍白不健康。

有人转贴了一休的网络日志给我，我在参加第一次夜跑团时认识了一休，聊过才发现我的减重法不正确。开始跟着一休学习提升肌力的高强度间歇训练，了解基础代谢并且正确饮食。渐渐地身体线条、体力和气色变好了，减重成果更是轻松超越目标的50千克，更开心的是不再复胖！

我的目标和做法很简单也很肤浅。还记得某次她见到我，还对朋友说："这是大强，他瘦了好多！"顿时，我有种"减肥之路已圆满"的感觉。

这是一种生活态度，对自己负责的态度，也是一个"肥宅"男粉丝瘦身的故事！

一休：

减重其实并不难，只是欠缺一个开始的理由而已。大强一开始用的方式不对，幸好他后来慢慢调整成正确的运动跟饮食。大强真的做到了！

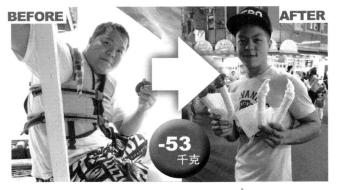

体重 **123千克** -53千克 **69.7千克**

　　胖过的人一定都梦想过："等我瘦下来时，镜子里的自己好像换了个人似的！"这不是梦，是我的真实经历！

　　23岁时，我从事服务业，体重直逼百位数，抱着半吊子的心态开始减重，想说少吃就好，三餐改成两餐，甚至一餐，而且只喝水、牛奶或无糖豆浆，最多加个水煮蛋。就这样痛苦地熬过三个月，成功减掉27千克！继续以此模式再减三个月，就卡关了！

极低热量饮食法初期有用，但很快就会卡关

　　后来跟朋友一起慢跑，开始逼自己运动，下班后摇呼拉圈30分钟＋仰卧起坐100下＋慢跑40分钟；隔天起床再慢跑30分钟。饮食也恢复正常。第一个月非常不适应，因为讨厌运动，所以做一天休两三天。渐渐习惯运动后，又过了四个月，体重掉到70千克，体态更好了！于是持续做下去。

　　大家可能会好奇我总共减了多少。我最胖时有123千克，一年后减掉53千克，最瘦时曾到69.7千克！加入休粉后，了解到更多有关运动与饮食的正确观念，就没复胖过。减重，其实是考验毅力跟耐力！祝正在减重或锻炼体态的人减重成功。我很喜欢现在的自己！

一休：

　　要减掉53千克真的不简单，我问唐玮，是什么原因让他决心减重。他说，为了面子跟自己的健康。因为体重过重，没能当兵，让他觉得"受够了！"。

　　在此，一休要提醒大家，唐玮一开始的减重方式不但错误，而且是最坏的极低热量饮食法，好在他那时没有大量运动，才没有流失太多肌肉。一定要小心哦！

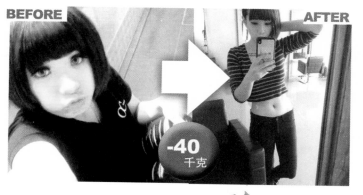

完全不忌口，爱吃淀粉，也可以从胖女孩变女神！

贝可

BEFORE / AFTER

-40 千克

| 体重 | 80千克 | -40千克 | 40千克 |

我小学起就很爱吃，一餐要吃三碗饭，有时甚至能吃掉半锅饭。中学时还吃到80几千克，胖到走路时大腿会摩擦，喜欢的衣服也穿不下，但我还是不停吃，压根儿没想过减肥！

从事美发以后，因为忙，少运动，常吃油炸类食物，饮料当水喝，超爱甜点，加上天天吃消夜，胖到下半身只能穿宽大的牛仔裤。良心不安，开始早起跑步，外加节食，过了一段时间，体重下降了，身型也稍微变小，但肉还是松松的。

19岁时，换成夜间工作，偶尔打篮球，上健身房，只练跑步机跟仰卧起坐，持续了四年。前两年还会做仰卧起坐跟抬腿，而且一天只吃一两餐，体重降到50千克，但身型依然肉肉的。

2014年8月，恢复白天工作后，每天晚上会做半小时到一小时的肌力训练，半个月后，肚子慢慢小了，体重也降下来了。除了运动，还戒掉了消夜跟酒精。不夸张地说，小学以来我从没这样瘦过，瘦到45千克。站上体重计的瞬间，超开心！

本来只想腹部平坦，瘦下来后就想追求线条，下班回家，会做深蹲、腹肌运动等，从一小时增加到两小时，体重从45千克降到40千克！但是饮食一样不忌口（我超爱吃面包），每天都喝牛奶、豆浆，偶尔喝奶茶或巧克力牛奶。因为太爱吃，又是高热量食物，体重再回到45千克！幸好有每天运动的习惯，跟过去的45千克比起来，身型漂亮多了。

减肥真的很辛苦，如果能把这种决心用在任何事情上，相信一定都会有所收获！

一休：

贝可除了戒掉消夜跟酒外，并不控制饮食，所以要比别人加倍运动，而且几乎都做无氧的肌力训练，较少跑步或做有氧运动。借此告诉大家，想有好线条，光跑步不够，一定要搭配肌力训练，Tabata就是个好选择。控制体重、练出线条，是一辈子的事，找到自己喜欢的方法，开心地持续锻炼最重要！

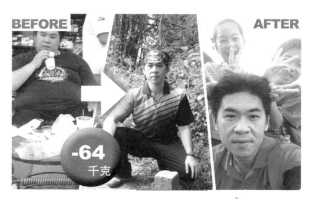

特别收录

夫妻一起瘦！
从体检表『满江红』到捡回健康

志倫

BEFORE **AFTER**

-64 千克

| 体重 | 166千克 | → -64千克 | 102千克 |

我曾经体重高达166千克，目前已减掉64千克，虽然距离80千克的目标还剩下22千克，但我很清楚，真正的挑战才开始……

其实有很长一段时间，我一直以为自己只有130几千克，因为家里的体重计最高只到130千克。后来因为一个小手术到医院检查，才知已经是166千克。而且那次的检验报告"满江红"，医生脸色凝重地说："再不动就没机会动了。"我一想，要是自己瘫在床上，拖累的还是家人，于是有了"动力"，决定开始减肥！

一休说："只要是会挨饿的减重方式，都不会成功。"要吃得饱，热量又不能超标。减重期间的饮食都由我太太一手包办，至今迈入第三年，她用行动支持我，比任何打气的话都有用。我能减掉64千克都是太太的功劳！

体重过重，得循序渐进地减下来

第一年，我减掉40千克。前半年要出门运动时总要天人交战，但只要想到家人，咬着牙也要坚持下去！

第二年，轻松多了。运动方面因为体重一直在降，所以慢慢加入单车、登山、直排轮等可以负担的运动。饮食方面，现在连小孩也跟着我吃均衡饮食，天天吃蔬果，过去全家出动吃到饱的美食之旅，已经换成了登山健行。

迈入第三年，虽然体重还有102千克，但本来一片红的体检报告已恢复正常，简直是"重生"！减重过程的收获真的太多了，完全不用担心复胖。现在我都告诉他人我不是在减肥，而是在"重新学习正确的生活态度"。虽然我不是跟着一休瘦的，但一休的概念和我瘦下来的做法相同，我很佩服他，也推荐大家一起做！

一休：

"减肥，是重新学习正确的生活态度"，说得对极了！开始吃好食物、适度运动、不喝手摇饮料、不吃零食，体态自然会而改变。

志伦的故事也很好地诠释了"循序渐进的减重"。如果你一开始很胖，体力不好，就从快走开始，尽量做能力所及的事情，不要操之过急。